わかりやすく学ぶ
病原微生物の世界

医学博士 小熊 惠二 著

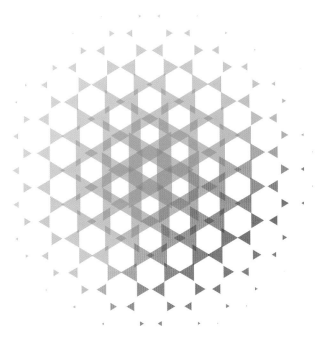

あっぷる出版社

1. 細菌感染症−1；コロニーと菌体，下痢便やクロストリジウム属菌と
ディフィシル菌の症状

集落（コロニー）と菌体

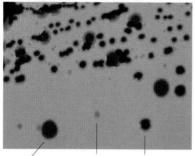

大腸菌　　赤痢菌　　サルモネラ属菌
（マッコンキー培地）

結核菌

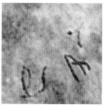

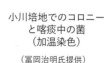

小川培地でのコロニー
と喀痰中の菌
（加温染色）

（冨岡治明氏提供）

レジオネラ属菌のコロニー（BCYE 培地）

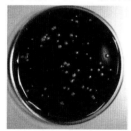

（吉田眞一郎氏提供）

炭疽菌

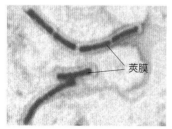

莢膜

莢膜；脾臓で増殖する菌
（内田郁夫氏提供）

淋菌

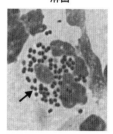

淋病の膿の染色；好中球内で増殖する菌
（山岸高由氏提供）

下痢便

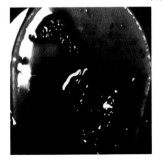

EHEC/ 血便

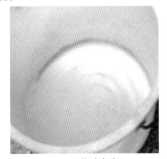

コレラ菌 / 白痢

（篠田純男氏提供）

破傷風菌

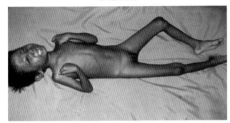

破傷風→硬直（強直）

ボツリヌス菌

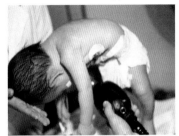

乳児ボツリヌス症→弛緩

ウェルシュ菌

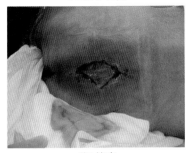

ガス壊疽

ディフィシル菌

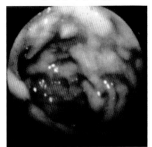

菌交代症（偽膜性大腸炎）

乳児ボツリヌス症と破傷風，ガス壊疽の写真は臨床の
先生方より，偽膜性大腸炎の写真は中村信一氏提供

２．細菌感染症－２；皮膚の染色像と黄色ブドウ球菌，化膿レンサ球菌，緑膿菌

皮膚の染色像

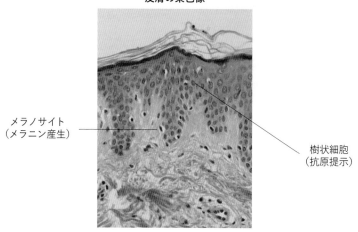

メラノサイト
（メラニン産生）

樹状細胞
（抗原提示）

黄色ブドウ球菌

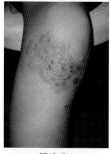

膿痂疹

毛嚢（包）炎

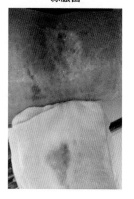

緑膿菌

SSSS（皮膚剥脱症候群）

（すべて岩月啓氏氏提供）

血液寒天上のコロニー；溶血環

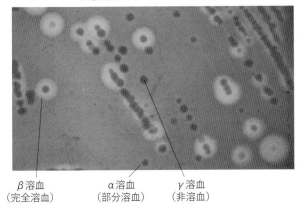

β溶血　　　　　α溶血　　　　γ溶血
（完全溶血）　（部分溶血）　（非溶血）

化膿レンサ球菌

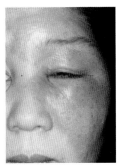

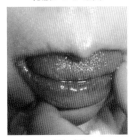

イチゴ舌

丹毒

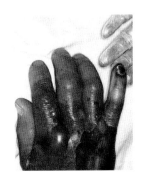

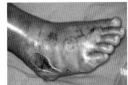

劇症型感染症

（皮膚関連は岩月啓氏氏，山崎修氏提供）

3. 細菌感染症－3；スピロヘータ（梅毒，ライム病）とリケッチア

トレポネーマ

梅毒

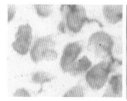

（組織染色像）

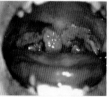

口腔内にできた病巣

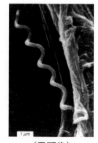

（電顕像）

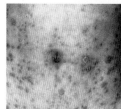

発疹（バラ疹）

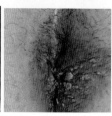

肛門部の扁平コンジローマ

（電顕写真は吉井善作氏，他は
すべて岩月啓氏氏提供）

ボレリア

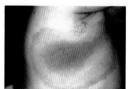

ライム病の遊走性紅斑　（橋本喜夫氏提供）

リケッチアの刺し口と媒介ダニ　（すべて須藤恒久氏提供）

刺し口

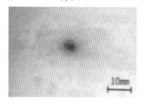

媒介ダニ

フトゲツツガムシ

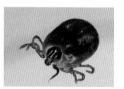

マダニ

4. 真菌

白癬症

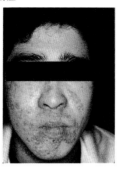

カンジダ症

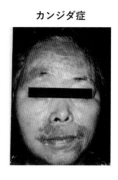

（すべて橋本喜夫氏提供）

5. ウイルス感染症；水痘，帯状疱疹，水イボ，尖圭（形）コンジローマ，リンゴ病，手足口病の発疹

水痘（成人）

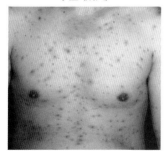

帯状疱疹

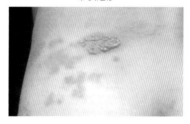

伝染性軟属腫（水イボ）

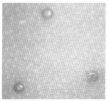

パピローマ感染症
（尖圭（形）コンジローマ）

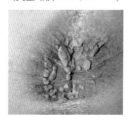

麻疹（はしか）

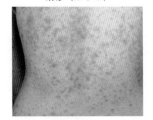

風疹も類似

麻疹

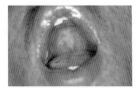

（コプリック斑）

リンゴ病

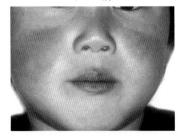

手足口病

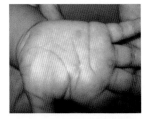

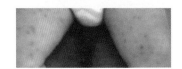

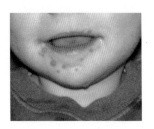

（すべて岩月啓氏氏提供）

わかりやすく学ぶ
病原微生物の世界

医学博士 小熊 惠二 著

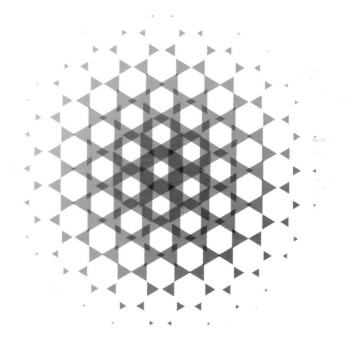

あっぷる出版社

目　次

コラム

病原微生物の世界を知る
—— 歴史的エピソードから最新の情報まで ——

　私は北海道大学医学部を卒業後，細菌学講座に勤務し，飯田廣夫先生の薫陶を受け細菌の研究を進めてきました．その後，札幌医科大学微生物学講座，次いで岡山大学医学部細菌学講座の教授を務めました．この間，北大の先輩であり，ウイルス学専門で旭川医科大学細菌学講座の東先生と一緒に，医学生用の「シンプル微生物学」，看護学生などのための「コンパクト微生物学」という教科書を執筆・編集しました．この2冊では，本文の他にコラムを設け，新しい知見をどう捉えるか，歴史的なエピソードの概要などを記載し，学生さんが微生物に対する理解と興味をより一層深められるようにしてきました．これらの教科書はそれなりの評価を得られ，何度かの改訂を重ね，現在も発行されています．私は大学を退職して数年になりますので，コンパクト微生物学の編集は新進気鋭の若い方と交代しました．

　他方，「新型コロナ」のパンデミックが発生し，一般の方が，微生物によりいっそうの興味を持つ状況となりました．このことから，コラムをさらに拡充して，医療関係者や一般の方が**病原微生物学の世界**を知り，その発症機序や現在の問題点などを楽しく理解できる本を発刊しようと試みました．それが本書になります．

　総論では細菌，ウイルス，真菌，寄生虫などを簡単に説明しましたが，各論ではいわゆる教科書とは異なり，多くの個々の微生物に関する説明は省き，**社会的に重要と思われるテーマ**に重点を置きました．これらを臓器別に分け，臓器とそれに感染する微生物の特徴を，微生物同士を比較しながら，多くの基本的な図表の他，歴史的なエピソードや最先端の情報を用いて説明しました．

　問題になっている新型コロナウイルスの高病原性の理由などに関しては，インフルエンザウイルスと比較し相当詳しく説明しました．さらには，有名になったPCRに加え，免疫学の基本についても解説し，感染予防の切り札であるワクチンや，逆に症状を悪化させる免疫異常，微生物と発癌の関係などに関しても説明しました．折に触れ私の意見や経験談（失敗談?）も述べましたので，参考にして下さい．

　なお，本文は「だ・である体」で記述し，人名は一部を除き敬称を略させていただきました．また，難しい漢字にはルビをつけております．

第1章　微生物学とは

1. 微生物学の歴史；細菌やウイルスの発見

　病気は大昔から発生していたが，ほとんどの病原体は目に見えなかったので，まず，神のたたりとされた（**神罰説**）．その後，ギリシャの**ヒポクラテス**は "乱れた空気（ミアズマ）" が原因とした（**ミアズマ説**）．この説は中世まで続いたが，いくつかの伝染病の流行により，**フラカストロ**は生きた伝染源がいるとの説（**コンタジウム説**）を提唱した．その後，**レーウェンフック**による光学顕微鏡の開発により，上記コンタジウムの代表例として細菌等が，さらにその後，電子顕微鏡の出現によりウイルスの存在が確認された．

　病原微生物の発見とその対策に関して，多くの知見を見いだしたのは**パスツール**と**コッホ**である．パスツールは1）白鳥の首のフラスコを用い，微生物は自然に発生するという**自然発生説の否定**，2）ぶどう酒の酸敗を防ぐための低温殺菌法（62〜65℃，30分の加熱．これをPasteurizationという）の開発，3）炭疽や狂犬病のワクチンの開発，などを行った．

　コッホは1）固形培地を考案し，細菌の分離＆純粋培養法の確立，2）炭疽菌，結核菌，コレラ菌の分離などを行い，微生物がその病気の原因であると結論するには以下の原則が必要であるとした（**コッホの条件，原則**）[1]．

1. その病気の病変部からは，いつもその菌が証明されなければならない．
2. その菌は，その病気にだけに証明されなければならない．

1　この原則は分離培養法が確立していない時代にヘンレが提案した3原則をもとに，弟子のコッホが改修し，さらに4項目を補強したとのことである．私たちは新しい病原微生物を同定する際，今でもこの原則に従って研究しているのである．上記の4原則は，日本で発売されている教科書と内容は一致しているが，各項目の表現は異なる．ここに記したものは，筆者の恩師である飯田廣夫先生が執筆された教科書に準じたものである．先生は古い原著も含め多くの本を読んでおられた．弟子の私はそのような歴史的な本は読まず，日本語になったものを読むのみである．先生はもう他界されたのでこの点を伺うわけにいかないが，ここでは弟子として先生に従った．

3. 病変部から得られたその菌を，何代か純粋に培養した後，再びこれを実験動物に戻して，元と同じ病気が再現されなければならない．

4. その発症した動物から，再び同一の菌が分離されなければならない．

コラム —— ヒポクラテスとフラカストロ

ギリシャの神殿医学時代，医学の神は人頭馬身のアスクレピオスであった．この神は蛇の絡まった杖を持つが，蛇も杖も生命力を意味する．このため，現在でもこの "アスクレピオスの杖" は医学の紋章として図案化され広く用いられている（ここではWHO発行の切手を示した）．

ヒポクラテスは，その時代に科学的な目をもって治療に当たった．病気の発症には気候，風土，人の体質や遺伝，精神状態（ストレス）も重要であると説き，治療のためにはこのような内因にも注意し，患者の自然治癒力を助長することが重要であると唱えた．病人を救うにあたっては，その身分に関係なく全力を持って努力すること，知り得た患者の秘密は口外しないこと，習得した知識や医術は報酬を求めることなく師弟に伝授することなどを，アスクレピオスを始めとする神々に誓った（**ヒポクラテスの誓い**）．このようなことから，現代では "**医聖**" として崇拝されている．しかしこの当時，宇宙は火，水，空気および土（の元素）から成り，病気は血液，粘液，胆汁などの体液の調和の乱れから起こると考えられていた（体液病理説）ので，彼は感染症の原因は乱れた空気が原因とした（**ミアズマ説**）．

ヒポクラテスはあまりにも偉大であったので，ミアズマ説は中世まで継承された．しかし恐ろしい病気として，古くから原因不明のレプラ（ハンセン病）の他，14世紀にはヨーロッパでペストが大流行した．また，コロンブスのアメリカ大陸からの帰国に伴いLove-pestilence（愛の伝染病，現在のsyphilis，梅毒）も流行した．

フラカストロはイタリアのベローナの領主であり，医師であると同時に天文学や音楽や詩なども愛した優雅な人であった．Love-pestilenceに関する書物（論文）を出版した時に，アポロ神を冒涜したSipylusという羊飼いが罰として悲惨な病気になったというギリシャ神話をもとに，この病気を詩的に説明した．羊飼いの名をSyphilusと記載したが，これが現在のsyphilisの語源とされる（羊飼いの名が時代を経て病気の名となった）．その後，他の伝染病についても探求し，まだ顕微鏡も発明されていなかった時代のことでその本体は不明であるが，**生きた伝染源**（contagion）があり，これが直接に，あるいは空気やその他のものを介して人に感染するとの**コンタジウム説**を発表した．なお，梅毒は日本にも16世紀初めに侵入している．戦国時代から江戸時代にどんどん拡がり，多くの有名な武将をはじめ，江戸時代の庶民の感染率も相当高かったと推察されている．「梅毒」という名は，病気によって生じる瘡が楊梅（ヤマモモ）の果実に似ていたため「楊

梅瘡」と呼ばれていたものが転じたともいわれている．Love-pestilence もそうだが，梅毒や淋病というネーミングにも感心する．

コラム —— パスツールとコッホ

　パスツール（仏）はコッホ（独）よりおよそ20歳先輩であり，寡黙なコッホよりも相当に雄弁家であった．結晶学を研究していたが，まず，宗教家を中心にして長年信じられてきた微生物（生命）の自然発生説を，**白鳥の首のフラスコ**を用いて否定した（**図1-1**）．次いで，ワイン業者に酸敗を防ぐ方法を依頼されたパスツールは，ぶどう酒となった樽と酸敗した樽を鏡検し，前者では酵母のみが認められるのに対し，後者では様々な形をした細菌がいることを発見した．それら細菌を殺し，酵母だけを生かす方法が重要と考え，**パスツリゼーション**を確立した*．その後，**炭疽と狂犬病のワクチン**を開発した．両者とも生ワクチンであるが，特に後者はウイルス疾患であるので原因微生物は見えないにもかかわらず開発したのである（80年ほど前にジェンナーの種痘の開発はあり）**．前者では48頭のヒツジと2頭のヤギ，数頭のウシを用い有名な立ち合い実験を行った．まず，これらを2群に分け，片方の群にのみワクチンを接種した．しばらくして両群に炭疽菌を接種し，ワクチンを接種した群は発症しないが，接種していない群は発症することを予言し，その通りの結果になったのである．

　狂犬病の場合は，症状から考えて病原体は動物の神経に潜んでいると判断し，発症したウサギの脊髄を乾燥させて弱毒化し，これを狂犬病に咬まれて発症するまでの間に（数週間はかかる）接種した．この方法により，まず9歳の男の子が助けられ，次いで狂犬病のオオカミに咬まれフランスまでたどり着いた19人のロシア人のうち（彼らはパスツールという言葉しかフランス語を知らなかったという）16名が命をとりとめた．これらのことにより，ロシア皇帝および全世界から寄付が集まり，現在のパスツール研究所が設立されたという．

---

* 　市販の牛乳も加熱処理されている．牛乳は滅菌（121℃，15分処理）すれば腐敗しないようにできるのであるが，これでは栄養や風味の問題があるので，現在は100℃以上の温度で数秒間処理する方法が行われている（これを flash pasteurization という）．

** 　炭疽菌は莢膜を形成し（カラー図譜1），強力な毒素を産生する．この場合も菌を42〜43℃で継代培養して弱毒株を分離した；ジェンナーは自然にある弱毒ウイルスをワクチンとしたが，パスツールはそのようなものを自分で作製したのであるが，この発想と努力が偉大なのである．後年，彼が作製した弱毒株というのは，毒素は産生するが莢膜を形成しない菌と推察されている；実は莢膜形成及び毒素産生の遺伝子はそれぞれ別のプラスミド上に存在している．菌を高温で継代培養することにより，莢膜形成遺伝子を持つプラスミドのみが消失したのである．しかし，莢膜と毒素の産生（量）に関し，異なった状態の菌がバランスよく増殖し，結果としてすぐれた生ワクチンとなっていたとも考えられている．なお，莢膜やプラスミドに関しては細菌学の総論で，また，ジェンナーに関しては，免疫のワクチンの項のコラムで説明した．

12

コッホは医業に身の入らぬ田舎の開業医であった．医業をするようにと願い，妻が誕生日に顕微鏡をプレゼントしたところ，妻の意に反して細菌との戦いにのめり込んでいった．まず，**炭疽菌を分離**し，この菌が抵抗力の強い**芽胞**（がほう）を形成し，これが感染に関与していることを示した．コッホの**固形培地の開発**は，まさに後年，フレミングがペニシリンを発見した時のように，実験台の上に放置しておいた馬鈴薯の半ペラの表面に，空中の雑菌が落下し，それぞれの**集落（コロニー）**を形成したのを見て思いついたという．まず，肉汁（液状培地）にゼラチンが添加されたが，その後，寒天のほうがよりよいことが発見され現在に至っている***（**図1-2**）．**結核菌**の増殖は非常に遅く，かつ，多くの栄養が必要で，現在でもその培養は大変であるが，当時に成功したのであるから，その実力と努力はいかばかりであったのかと驚嘆させられる（当時，結核は慢性の栄養失調と考えられていたが，これにより感染症であることを証明したのである）．また，ワインと馬鈴薯というそれぞれの国の特産品が大発見の陰にあったというのにも驚かされる．

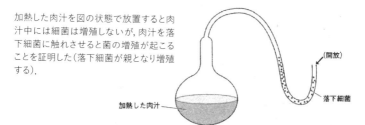

加熱した肉汁を図の状態で放置すると肉汁中には細菌は増殖しないが，肉汁を落下細菌に触れさせると菌の増殖が起こることを証明した（落下細菌が親となり増殖する）．

（開放）

落下細菌

加熱した肉汁

図1-1　白鳥の首型フラスコの実験；自然発生説の否定

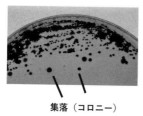

集落（コロニー）

分離された1個の菌が二分裂を続け，肉眼で見えるようになったものが集落（コロニー）である．この図は特殊な培地で，菌の種類によりコロニーの色が変わるものである（選択培地，カラー図譜1）．

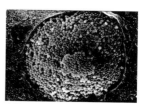

1個のコロニーの電顕写真（日本細菌学会教育用スライド）

図1-2　分離培養；集落（コロニー）の図

＊＊＊　寒天は日本で作られたものである．江戸時代に京都で料理に使用していたトコ
ロテンを寒い夜に野外に放置して乾物したものである（それで寒天という）．それが
インドネシア経由で欧州にも伝わり，料理に使用されていった．ゼラチンは35℃以
上になると液化するが寒天はしない．コッホの弟子の奥さんが，ゼラチンの代わりに
寒天を使用することを勧めたという．細菌学上の大発見がこのようにしてなされたと
言われているが，女性の知恵や感性には感心する（困った時には何でも奥さんに相談
するべきかも……）．

コラム ── レーウェンフックとフェルメール

　レーウェンフックと光の陰影画家として有名なフェルメールは，同じ1632年，
オランダの小都市デルフトで生まれた．レーウェンフックは自分で作製した顕
微鏡（これはレンズが1個であるので，どちらかというと虫メガネである）で観察した膨大
な微生物等のスケッチをイギリスの王立協会に送った．フェルメールをこよな
く愛する分子生物学者の福岡伸一氏は，このスケッチが1678年の半ばの前後で
大いに異なるとしている．前半のものは陰影やコントラストが強く，光の粒の
グラデーションがあり非常に芸術的であるが，後半のものは細い線だけで精密
に描かれた科学的な図である．レーウェンフックがフェルメールにスケッチを
依頼したとの記録はないが，若くして亡くなったフェルメールの遺産管財人と
なっている．これらのことから，福岡氏はレーウェンフックの前半のスケッチ
はフェルメールが描いたのではと推察している．残念ながら筆者はレーウェン
フックの発表した論文のスケッチを見たことはないが，フェルメールの絵画ば
かりでなく，この説にも魅せられている．

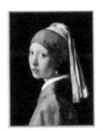

フェルメールの代表作

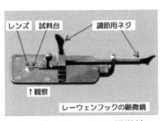

レーウェンフックの顕微鏡

14

2. 病原微生物と人の細胞の比較

2-1　原核細胞と真核細胞の性状と分裂・増殖

　生物は細胞より成る．細胞の構造は細菌などと動物や植物では異なり，前者を**原核細胞**，後者を**真核細胞**という．通常，細菌は1個の細胞で存在し（**単細胞生物**），条件がよいと速やかに分裂し，同じ性状を持った多くの子孫を作る（**増殖**）．動物では1個の受精卵から分裂し，それぞれの機能を持った多くの細胞に分化し，皮膚，目，心臓などの組織・臓器となる（**多細胞生物**．植物も類似．人は60兆以上の細胞数からなる）．

　細菌と人の細胞を**図1-3，1-4**に，また，その違いを**表1-1**示した．細菌では**染色体**（**核様体**ともいう）は通常1本で細胞質に裸のまま存在するが，ヒトの細胞では染色体は46本であり，核膜に覆われた核に存在する（普段は**染色質**として存在し，細胞分裂時にのみその本数や形がわかる）．細菌の総遺伝子数は通常6,000個以下（大腸菌で4,000ほど）であるが，人は22,000個ほどである．下

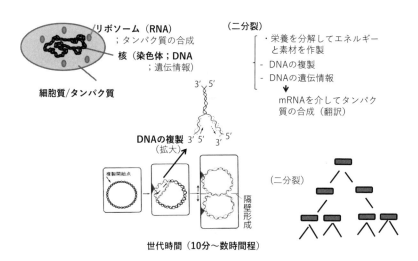

　細菌では，通常，染色体は1本であり，裸のまま細胞質に存在する．リボソームも細胞質に単独で多数存在する．DNAの複製とタンパク質の合成などにより二分裂が行われる．DNAは2本鎖より成り，その複製は特定の開始点に切れ目が入り2本鎖がほどけた後，両方向に進む．タンパク質の合成は，まずDNA配列がmRNAに転写され，ついでこのmRNAがリボソームに移動して行われる（図1-5，1-6参照）．温度や栄養などの条件がよい時は，多くの細菌は20分程で分裂する（これを世代時間という）．

図1-3　細菌の簡単な構造図とその増殖（二分裂）

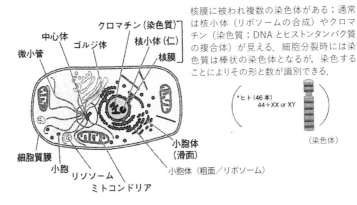

核膜に被われ複数の染色体がある；通常
は核小体（リボソームの合成）やクロマ
チン（染色質；DNA とヒストンタンパク質
の複合体）が見える．細胞分裂時には染
色質は棒状の染色体となるが，染色する
ことによりその形と数が識別できる．

*ヒト（46本）
44+XX or XY

（染色体）

動物細胞の構造は複雑で，多数の染色体が核膜で被われた核に存在する．細胞質には
細菌には無い小胞体，ゴルジ装置，ミトコンドリアなどがあり，リボソームは小胞体に結
合している（粗面小胞体という）．ゴルジ装置は物の輸送に，ミトコンドリアは物の代謝に
関与する．動物細胞の最外層は細胞質膜であるが，細菌，真菌，植物細胞はその外側に
細胞壁を持つ．また，植物細胞には葉緑体も存在する．

図1-4 動物細胞の構造（サイズは約7~100μm）

表1-1 原核細胞と真核細胞の相違点

構造物など	原核細胞	真核細胞
核膜	無し	有り
染色体	1本[1]	複数（ヒストンなどと結合）
核小体	無し	有り
有糸分裂	無し	有り
ミトコンドリア	無し	有り
小胞体，ゴルジ体	無し	有り
葉緑体	無し	植物は有り
微小管（細胞内骨格系）	無し	有り
リボソーム[2]	70S (30S，50S)	80S[2](40S，60S)
細胞壁	有り（ペプチドグリカンン）[3]	動物は無し[4] 植物は有り（セルロース） 真菌は有り（キチンなど）

[1] 近年，コレラ菌などでは大小計2本の染色体が発見された
[2] 大小のサブユニットよりなる（図1-6参照）．ミトコンドリア内のリボソームは70S（細胞内共生説へ）
[3] マイコプラズマと細菌のL-formにはない．また，クラミジアの細胞壁にはペプチドグリカンはない
[4] 動物細胞は細胞壁を持たず，細胞質膜が最外層である（図1-4参照）

DNA の構造

デオキシリボース（糖）とリン酸（P）より成る 2 本鎖に，塩基（A, G, C, T）が結合している．A（アデニン）は T（チミン）と，G（グアニン）は C（シトシン）と，それぞれ 2 本，3 本の手で結合する．

下記の様に DNA3 個の塩基配列が特定の 1 個の**アミノ酸**を決定するので，塩基配列が特定のタンパク質を合成することとなる．従って，この塩基配列が遺伝情報である．

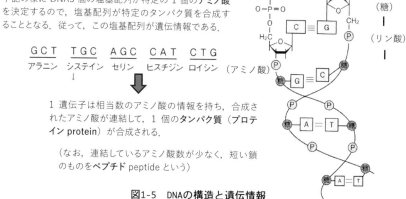

G C T	T G C	A G C	C A T	C T G
アラニン	システイン	セリン	ヒスチジン	ロイシン

（アミノ酸）

1 遺伝子は相当数のアミノ酸の情報を持ち，合成されたアミノ酸が連結して，1 個の**タンパク質**（プロテイン protein）が合成される．

（なお，連結しているアミノ酸数が少なく，短い鎖のものを**ペプチド** peptide という）

図1-5　DNAの構造と遺伝情報

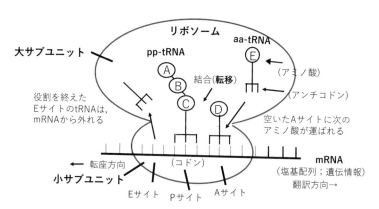

DNA の塩基配列を**転写**した mRNA は移動し，**リボソームの小サブユニット**に結合する．ここで mRNA の 3 個の塩基配列（これを**コドン**という）と対応する特定の塩基配列（これを**アンチコドン**という），および，特定の 1 個の**アミノ酸**を持つ tRNA（**aa-tRNA**）が順次 A サイトに移動していき，アミノ酸が次々と結合する（**pp-tRNA** の形成）．pp-tRNA のペプチドが A サイトのアミノ酸と結合すると（**転移**），ペプチドを失った tRNA は E サイトに移動し mRNA から離れる．他方，mRNA は pp-tRNA を結合したまま三塩基分移動し（**転座**），新たにできた A サイトに次の aa-tRNA が運ばれてくる．この間，大小のリボソームサブユニットや mRNA の動きにより，pp-tRNA は常に P サイトにいるように調整されている．この様にして RNA の情報に従い，特定のタンパク質が合成される（**翻訳**）．

図1-6　リボソームでのタンパク質の合成

記のように菌と人の細胞構造は相当異なるが，いずれも**遺伝子（DNA）／染色体**とリボソームはある．DNAの構造は両者とも同じで，デオキシリボースという**糖**と**リン酸（P）**よりなる2本鎖に**塩基**が結合している（**図1-5**）．塩基には4種類があるが，この塩基配列が**遺伝子情報**である（特定の3個の塩基配列で1個の**アミノ酸**を決定する）．細胞が2分裂する際には，**DNAを複製**（同じ遺伝情報を持ったDNAを作るということ）する一方で，遺伝情報に従いタンパク質を合成する．複製は染色体の特定の開始点部がまず開裂し，そこから両方向に進む（図1-3を参照）．タンパク質の合成は以下のようにして行われる；まず，DNAの情報をmRNAに写し（**転写**という），このmRNAがリボソームに移動して，遺伝情報（塩基配列）により指定された特定のアミノ酸を順次つなぎ**タンパク質**を合成する（**翻訳**，図1-6）．なお，2本鎖DNAのどちらかの鎖の情報がmRNAに転写されるかは，各遺伝子のDNAの構造により決まる．また，転写の際に真核細胞では**スプライシング**という現象が起き，一つの遺伝子から異なるタンパク質を形成することができる（**図1-7**）．原核細胞ではリボソームは細胞質に単独で多数存在するが，真核細胞のリボソームは小胞体上に存在する（全体を**粗面小胞体**といい，粗面となる顆粒がリボソームである）．真核細胞には小胞体の他，それぞれの機能を持つ小器官がある（**図1-4，表1-1**）．核，小胞体，**ゴルジ装置（ゴルジ体）**などの膜は機能的には繋がっており，RNAや合成されたタンパク質の移動・分泌などがなされている（リボソームはタンパク質合成の工場，ゴルジ装置は配送センターの役）．物を代謝し，素材とエネルギーを作製しているのが**ミトコンドリア**である．人の細胞の場合，沢山の遺伝子の内，ごく一部分だけが発現し，特定の機能を持ったそれぞれの組織・臓器と成るわけである（**分化**）．

コラム —— 細菌と人の遺伝子

1995年にインフルエンザ菌の全塩基配列が決定されて以来，さまざまな生物の全塩基配列が決定され，2003年にはヒトの染色体の全塩基配列も解明された．細菌の染色体は通常1本であり，その全塩基数は約1〜800万bpで約1,000〜6,000個の遺伝子が存在する．これに対しヒトの染色体は46本であり，その全塩基数は約31億bpで，約2万2千個の遺伝子が存在する．遺伝子の数では10倍ほどであり，思ったほど違っていないという印象である．10倍ほどの遺伝子数の違いだけで，細菌より遥かに高等なヒトができるのかと不思議に思う．細菌を下等と思うことが誤りなのだろうか．それとも塩基数は相当異なるので，mRNAの**スプライシング**などの機構を含め[*]，ヒトの高等性を成立させる種々の

機構が存在するのだろうか．今後の細菌とヒトの遺伝子の機能の解析が切望される．

　上記がその当時の筆者の考えであったが，その後，下記のことが判明した．実はヒトでは遺伝子以外の領域（non-coding region）が約95%であり（なんと総遺伝子の領域はたったの5%），この広大な領域の機能に興味がもたれていた．近年，ここには小さな塩基数のsmall RNAが存在し，遺伝子の発現等を制御し，発生や分化，疾患や腫瘍進展などに関与していることが明らかになってきた．これらはmicroRNA（miRNA），short interfering RNA（siRNA）などと呼ばれている＊．実は上述のmRNAのスプライシングも，これらとは別の小さなサイズのRNAが関与していることが判明している．細菌では遺伝子外領域は少なく，かつ，このような小さなサイズのRNAが関与している現象も稀であるので，これらが大きな相違であると思われる．まだまだ両者の間には相違点があるのかも知れないが，"小さなRNA"が大きな鍵を握っているとは大変な驚きである．

＊　スプライシングとは直鎖状に配列しているものから一部分を取り除き，残りのものが結合する現象．真核細胞では主に転写後のmRNAで認められる；DNA遺伝子が特定のタンパク質を形成する時には，全ての塩基配列を利用しているのではなく，必要な部分（**エキソン**という）と不要な部分（**イントロン**という）があり，転写後のmRNA（mRNA前駆体）はスプライシングを受け，イントロンは除かれ，エキソンだけが繋がったmRNAとなり，リボソームでタンパク質が合成されるのである（図1-7）．なお，スプライシングおよびsmall RNAに関しては，それぞれ後述のコラム「日本人による抗体に関する大発見〜」と「mRNA新型コロナワクチン」でも述べた．

　2022年になり重大な論文がサイエンスに発表された．それは2003年に発表された人の塩基配列は完全なものではなく，8%程は未読であった．何度も繰り返される配列（部分）があるとその前後の繋がりが分からず8%程は除かれていたが，技術の進歩によりこの空白部分が完全に埋められたという発表である．さらに，この新規の部分には200個程の遺伝子候補があり，また，繰り返し配列の中には，てんかんや神経変性疾患などの原因になると知られている配列もあるとのこと．やはり人の遺伝子は細菌のものよりははるかに複雑であるようだ．

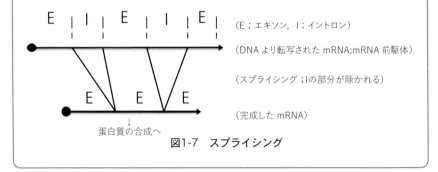

図1-7　スプライシング

2-2　病原微生物の種類

　この世の中には天文学的な数の微生物が棲息しているが，人に病気を起こすのはそのごく一部である．病原微生物はその形態や増殖様式などの特徴から分類されてきたが，近年は微生物の遺伝子の相同性により行われている．これらを参考にし，学生さんの講義用に筆者が作製した図を示す（**図1-8**）．歴史の項で述べたように，病原微生物としてはまず細菌が挙げられるが，**細菌は**その形態や増殖・感染様式の違いから，大きく分けて，**一般細菌**の他，**スピロヘータ，放線菌**（アクチノミセスとノカルディア），一般細菌とウイルスの間の大きさである**リケッチア，クラミジア，マイコプラズマ**がある．これら細菌は**原核細胞**であるが，**寄生虫**や**真菌**は人の細胞に類似した**真核細胞**である．また，**ウイルス**はあまりにも小さすぎ，栄養等が充分でも，細菌のようにそれらを代謝して2分裂して増殖することはできない．生きた動物や植物の細胞に（時には

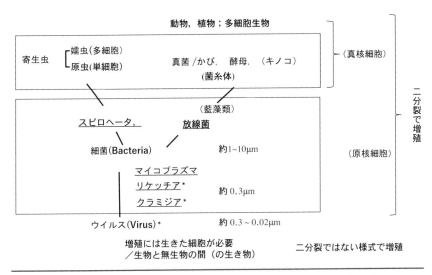

・下線で示したスピロヘータ，放線菌，マイコプラズマ，リケッチア，クラミジアは特殊な細菌である．
　リケッチア，クラミジアはウイルスと同様に生きた細胞の中でしか増殖できないが（偏性寄生性細菌），
　その増殖様式は二分裂でる．
・カビというのは菌糸体の俗名である．
・藍藻類は病原性はないが，光合成を最初に行った生物である．
・**ウイルス以下の感染因子としてウイロイド（viroid）とプリオン（prion）がある．**

図1-8　病原微生物の種類と特徴

細菌にも）感染し，それら細胞が持つ酵素等を利用して増殖する（ウイルスの項で詳述する）．従って，ウイルスは「**生物と無生物の間の生き物**」といわれている．さらにウイルス以下の感染因子として，狂牛病などを起こした**プリオン**がある．

　これら大きく分類した微生物には，個々の名前のついた病原微生物が多数含まれるのであるが，本書では，それらの中から特に重要なものに関して，筆者の個人的な考えも含めて説明する．

コラム ── 細菌からの進化

　地球上に生命が誕生したのは35〜49億年ほど前で，人類の祖先である類人猿の誕生はおよそ400万〜700万年前であり，現代人（ホモ・サピエンス）の出現は10万〜20万年前と推察されている．最初に出現したのは**細菌**であろう．これを1年に例えると，細菌誕生後365日目となり，除夜の鐘が鳴る頃に**人類**が誕生したことになる．最初は酸素のない状態で増殖できる細菌（**嫌気性菌**）が出現し，その後，光合成を行い酸素を放出する藍藻類が出現することにより，酸素存在下で生存できる生物の誕生となった．私たちが今あるのは藍藻類のおかげなのである．藍藻類というのは青っぽい緑色（藍色）をした藻類（Algai）の意味であるが，藍藻類は原核細胞であり，真核細胞の**藻類**とは異なる（このため，以前はblue-green algaiと呼ばれていたが，**シアノバクテリア**と改名された）．細胞自体が葉緑体に近い構造を持ち，藻類などが持つ葉緑体の起源であると考えられている（**細胞内共生説**）．同様に真核細胞の**ミトコンドリア**も70Sリボソームを持つことから，代謝の盛んな原核細胞（細菌）が起源であると考えられている＊．

＊　近年，この細胞内共生説に関し驚くべく発見がなされている．細菌はどんな環境でも増えており，火山や深海などにも生息している．これらの細菌は通常の細菌とは異なるので，それぞれ**古細菌**，**真正細菌**と命名された．米国の熱水を噴出している孔などに生存する古細菌を遺伝子解析（メタゲノム解析）したところ，人の細胞が持つ遺伝子と類似のものが多数発見された．従って，古細菌は真正細菌よりもずっと多く真核生物に遺伝子を供与していることになった．生物の存在できないような場所で生息している古細菌の遺伝子が人の細胞に入っているとは！　現在，生物は真正細菌，古細菌，真核生物の3ドメインに分けられている．地球誕生後，細菌が出現し，これが真正細菌と古細菌に別れ，その後，真核生物が出現したと考えられる．ある一派は放線菌が古細菌と類似した点を持つので，放線菌を介して古細菌と真核生物に向かったのではと，また，古細菌にウイルスが感染して真核生物になったとの説もある．いずれにしても，**古細菌が真正細菌よりも古いということは絶対ではない**ようだ．今後の研究が大いに注目されるが，微生物の研究により生命の壮大なドラマを垣間見ることができる．

コラム ── 地球温暖化と微生物 (1)

1）温暖化や海水や湖の富栄養化に伴い，人にとりよくない現象が起こる．一つは藍藻類（シアノバクテリア）による**アオコ**や，藻類の一部である紅藻類による**赤潮**である．近年，これらに対するウイルスの効果が指摘されている．海や湖には多くの種類のウイルスが生息しており，これら藍藻類や藻類などに感染し，それらを死滅させるので赤潮などを抑えている．また，細菌のみならずウイルスも宿主の色々な遺伝子を搬送しているようで，生物の進化にも関与しているとのことである（**ヴァイロセル説**）．2021年の夏，北海道の東側（オホーツク～根室，釧路）では赤潮が発生し，魚貝類に膨大な被害が発生した．藻類で増えるウイルスが数を増し，来年度からは赤潮が抑えられることを期待している．

2）褐藻類（藻類の一部）*はサンゴ内に住みつき，サンゴに栄養をもらう一方で，光合成を行い，逆にサンゴに酸素と栄養を提供している（**共生**）．サンゴはイソギンチャクなどと類似の動物で，通常，ポリープと呼ばれる個体が集合し群体を形成する．また，海中のカルシウムを取り入れ石灰化を起こし，サンゴ礁を形成する．近年，海水温度の上昇に伴うサンゴ礁の**白化**（**サンゴの死滅**）が問題になっている．海水温度が上昇すると，共生している褐藻類の光合成活性が上昇し，これにより大量の活性酸素が産生され，サンゴの体組織を損傷する．このため，サンゴは褐藻類を排出するのであるが，結果としてサンゴは栄養不足になり死滅する．さらには上記のように藻類に有害なウイルスが異常増殖すると，褐藻類，次いでサンゴの死滅が起きる．海水温が2℃上昇すると白化が起こるので，この温度でも生きられるサンゴや褐藻類を人工的に増やすプロジェクトも進められているとの報道があったが，温暖化やプラスチックゴミ問題など，人間が作り出した問題の大きさを自覚し，真摯に改善しなければならないと思う．

───────────

*　**藻類**には光合成を行う植物の内，コケ，シダ，種子植物を除いたもので，小さなプランクトンから大きなコンブ，ワカメ（褐藻類），テングサ（紅藻類），アオノリ（緑藻類）などの海藻がある．英語では海藻等を含め海岸近くで増えている物を**seaweed**（**海の雑草**）というが，多くのものは有用なものである．なお，**活性酸素**（スーパーオキシド）というのは，後述するように，**食細胞**が異物を消化する時に働いている重要なものだが，サンゴの傷害と同様に，食細胞が異常に亢進すると，周囲の正常細胞を傷害しよくない結果となる．"善悪"も簡単には決められないものである．

第**2**章　細菌学総論

1．形態，構造と分類

1-1　形と大きさ

　細菌は形からは**球菌**，**桿菌**（かんきん），**らせん菌**に分類される．球菌はさらに双球菌，ブドウ球菌，レンサ球菌などに，桿菌は大きさにより小桿菌（さらに小さいものを球桿菌）や大桿菌に，らせん菌はコンマ状，S字状などに分かれる（**図2-1**）．大きさはブドウ球菌で直径約1μm（＝1/1000mm）であり，桿菌の縦×横は，小さい桿菌では0.5×2.0μm，大桿菌では1.0×10μmほどであり，通常の桿菌はこれらの間である．この大きさでは肉眼では見えないので，通常，光学顕微鏡を用い，1000倍に拡大して観察する．この際，菌を染色液で染色してから観察するのであるが，グラムは，菌はクリスタル紫という青い色素に染まるものと，サフラニンという赤い色素に染まるものに二分されることを発見し，前者

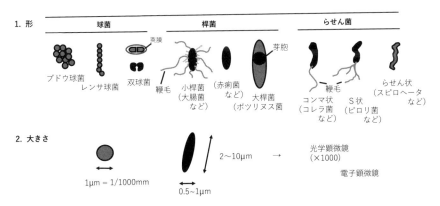

図2-1　細菌の形・大きさ

をグラム陽性菌，後者をグラム陰性菌と命名した．これは今でも利用される大事な性状である．

1-2　構造

　細菌の構造は真核細胞と異なり非常に簡単であるが，その詳細を示した（図2-2）．

　動物細胞とは異なり，細胞質膜の外側に細胞壁を持つが，この細胞壁の構造の違いにより，上記のグラム陽性と陰性に分かれる．陽性菌では厚いペプチドグリカン層のみを持つが，陰性菌ではこの層は薄く，さらにその外側に細胞質膜（細菌の場合，これを内膜ともいう）と類似の外膜を持つ．この外膜にはリポ多糖（LPS）が存在するが，多くの陰性菌では同じ菌でもこの多糖の構造が多少異なり，菌はさらに細かく分類される；この構造の違いはO抗原の異なり

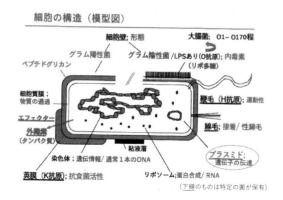

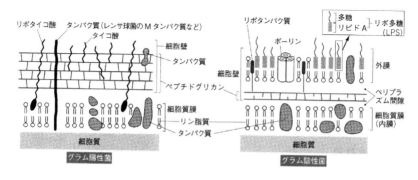

図2-2　細菌の構造（模型図）

として表現され，大腸菌の場合はO1〜170程に分かれる．後述する食中毒を起こすO157というのは157番目のO抗原を持つ大腸菌という意味である．さらにこのLPSが菌から離れ血中に移行すると，その量に応じ，血圧低下，徐脈，冷感などから始まり，重症になると播種性血管内凝固症候群（DIC，血管内で血栓がどんどん形成される状態）や他臓器不全を起こすので，LPSは**内毒素（エンドトキシン）**と，この酷い状態は**エンドトキシンショック**といわれる．

　細胞質には通常1本のDNA（これは**染色体**あるいは**核様体**と呼ばれる）と多数のリボソームが存在する．多くの菌ではこの他，染色体の1/100ほどの大きさである環状のDNAが存在する．これは**プラスミド**と命名されているが，細菌の遺伝形質の伝達を起こす重要なものである（これは**細菌の性**といわれるが詳細は後述する）．

　その他，一部の細菌にのみに認められ，病原性に関与するものが幾つかある．**莢膜**というのは細胞壁のさらに外側に認められる多糖体（時にタンパク質）であり（カラー図譜1参照），これを持つと，異物である菌を食べ（貪食）殺菌しようとする宿主側（人）の好中球やマクロファージに抵抗性を示し，菌の感染性が強化される（逆に，この莢膜の一部をワクチンとして接種して莢膜の機能を抑えるようにすると，感染に対する抵抗力が増大されるが，これに関しては後述する）．その他，菌の運動性に関与する**鞭毛**や，人の細胞のレセプターへの結合に関与する**線毛**がある（図2-3）．鞭毛は菌により発生部位やその数が異なるので，菌の同定に利用される．また一部の線毛は，上記プラスミド遺伝子の伝達に関与するので，**性線毛**といわれる．さらに特殊なものとして**芽胞**がある．炭疽菌や破傷風菌，ボツリヌス菌などは，栄養や水分，温度などが不都合な状態になると，菌のDNAを抵抗力の強い厚い殻で包み休眠状態となる．これを**芽胞の形成**といい，条件がよくなると，芽胞は発芽し，元の栄養型（増殖型）となる．この芽胞の形成部位は菌により特徴があるので，これも菌の同定に利用される．

1-3　分類と命名

　現在，微生物の分類・同定には遺伝子の相同性が重要である．病原性の一般細菌の場合は，この他，グラム染色性や形態等も利用される．これらの性状から，類似のものをまとめ，下位の階級から**種，属，科，目，綱，門，界，座（ドメイン）**と分類されるが，日常よく使用するのは科までである（ドメインに関しては第1章のコラム「細菌からの進化」を参照）．細菌の学名はラテン語であるが，まさに人の姓名と同じく，属（姓に相当）と種（名に相当）を用いる（これ

表2-1　代表的な細菌の染色性，増殖性と形態

	グラム陽性	グラム陰性
球菌	ブドウ球菌属（黄色ブドウ球菌，表皮ブドウ球菌） レンサ球菌属（化膿レンサ球菌（A群），肺炎レンサ球菌） 腸球菌属（*E. faecalis*，*E. faecium*）	ナイセリア属 　淋菌，髄膜炎菌 ベイヨネラ属（嫌気性）
桿菌	芽胞形成菌 　バシラス属（炭疽菌，セレウス菌） 　クロストリジウム属 　　（ウェルシュ菌，破傷風菌，ボツリヌス菌） 　クロストリディオイデス属（ディフィシル菌）　　}（嫌気性） 　リステリア属 　コリネバクテリウム属（ジフテリア菌） 　放線菌 　　アクチノミセス属（嫌気性），ノカルジア属（好気性） 　ビフィドバクテリウム属（ビッフィズス菌） 　ラクトバチルス属（乳酸菌）　　}（嫌気性） 　ユウバクテリウム属	腸内細菌科 　大腸菌属，赤痢菌属，サルモネラ属（チフス菌，SE菌）， 　エルシニア属（ペスト菌），クレブシエラ属（肺炎桿菌）， 　セラチア属（霊菌），プロテウス属， 　ビブリオ属（コレラ菌，腸炎ビブリオ） 　カンピロバクター属 　ヘリコバクター属（ピロリ菌）　　}（微好気性） 　ボルデテラ属（百日咳菌） 　レジオネラ属 　シュードモナス属（緑膿菌）　　}（好気性） 　アシネトバクター属* 　バクテロイデス属 　フソバクテリウム属　　}（嫌気性） 　ポルフィロモナス属

*球桿菌

を二名法という）．例えばブドウ球菌の場合，病原性の**黄色ブドウ球菌**や人の表皮に存在している**表皮ブドウ球菌**などがあるが（これらは**和名**），学名は*Staphylococcus aureus, Staphylococcus epidermidis*であり，イタリックで記載される（これらは通常，属名を略し*S. aureus*などと記載する）．ここではなるべく和名を用いるが，和名のない場合は，学名を**カタカナ表記***する．一部の菌では，同じ菌でもさらに詳しく分類され，亜種，型，群などに細分される；大腸菌の場合，その病原性やO抗原などから細分される（先述．なお，大腸菌の病原性からの分類は後述）．

　代表的な細菌を**表2-1**にまとめ，黄色ブドウ球菌，レンサ球菌，鞭毛を持つ大腸菌（周毛），カンピロバクター（両端から各1本），ピロリ菌（一端から数本），コレラ菌（一端から1本），芽胞形成菌で大桿菌である炭疽菌，破傷風菌，ボツリヌス菌の電子顕微鏡写真を**図2-3**に示した．

＊　しかし，学名は複雑なことも多いので，本書では菌の属名をカタカナで表記し菌名や疾
　患名として使用した：例えばカンピロバクター（*Campylobacter*）であるが食中毒の起炎菌
　は*C. jejuni*と*C. coli*が多いが，これを単にカンピロバクターと表記．

ブドウ球菌

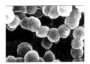
レンサ球菌

各菌の電子顕微鏡写真を示したが，各写真の撮り方や倍率が異なるので，ここでは菌の大きさは比較できない．写真の一部は日本細菌学会の教育用スライドである．

芽胞形成菌

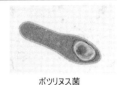
ボツリヌス菌

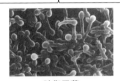
破傷風菌

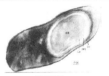
炭疽菌

図2-3-(1)　重要な細菌の電子顕微鏡写真／グラム陽性球菌＆芽胞形成大桿菌

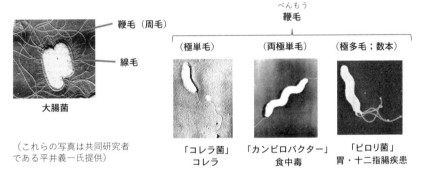

鞭毛（周毛）
線毛
大腸菌

（これらの写真は共同研究者である平井義一氏提供）

べんもう
鞭毛

（極単毛）
（両極単毛）
（極多毛；数本）

「コレラ菌」
コレラ

「カンピロバクター」
食中毒

「ピロリ菌」
胃・十二指腸疾患

図2-3-(2)　重要な細菌の電子顕微鏡写真／グラム陰性桿菌＆らせん菌

コラム —— 芽胞は長生き

　1995年5月号の「サイエンス」に，ドミニカ産の「琥珀（こはく）」の中に埋め込まれていたミツバチの死骸の腹に見つかったバチルス属の芽胞を培養したところ生きていた，という報告が掲載された．「琥珀」の年代から推定すると，この芽胞は2,500〜4,000万年は生きていたことになるという．驚いたのは，この菌は既に絶滅していることである．芽胞はミツバチの腹の中で，樹液の琥珀への数千万年の変化の過程にいたため死から免れたようである．芽胞の耐久性に感嘆すると共に，耐久型の芽胞を死滅させた環境，悪条件とはどんなことであったのかとも思いをはせた．

　「ジュラシックパーク」という映画では，絶滅した恐竜を再生した理論として，

類似の現象を利用していた．琥珀の中にいた，恐竜の血を吸った後，樹液中に
閉じ込められた蚊から恐竜の遺伝子を取り出し，何かの卵に入れ恐竜を誕生さ
せたというものである．恐竜は細菌のような単細胞ではなく，多くの分化した
組織・臓器の集合体である．受精卵以外の分化した細胞の染色体を何かの卵に
入れただけで，このような生体を作製できるだろうかと考えると共に，作者は
上記の芽胞の話からヒントを得たのかなとも思った．いずれにしても，この発
想と映画の素晴らしさに感動したものである．

2．増殖

　細菌の2分裂に関しては既に説明した．この2分裂が継続されるのが増殖で
ある．病原微生物は人の体内で増えるので，pHは**中性付近**で，温度は**30～
37℃**が適温である．40℃以上や10℃以下になると増えにくい．ただし例外も
ある．水分や栄養も必要である．興味のあるのは酸素や炭酸ガスとの関係であ
る．人の体内には空気（酸素）がある領域とない領域がある；消化管でいうと，
口から始まり，胃では**微好気**（酸素が5%ほど），小腸ではさらに少なくなり，
大腸では酸素のない**嫌気**状態となる（図2-9参照）．病原菌の多くは，酸素の有
無にかかわらず増殖できるが，一部の菌は好気あるいは嫌気状態のみで増殖す
る；これらを**偏性好気性菌**，**偏性嫌気性菌**という（表2-1参照）．

3．変異と遺伝

3-1　変異の種類

　遺伝子（DNA）の配列に変化をきたす事を**変異**（mutation）という．1個の塩
基が変化する**点変異**と（幾つかの）遺伝子を含む大きな部分が変化する場合が
あるが，まず，点変異について説明する．点変異には**置換**，**挿入**，**欠失**がある
が，挿入や欠失は塩基配列がずれるため，大きな変化をもたらす（フレームシ
フト変異）．このような変異により，タンパク質の機能や形が変化し，目に見
える表現型の変化や死をきたす（**図2-4**）．

　新型コロナウイルスの各種の変異株も，塩基の置換により，特定の部のアミ
ノ酸が変わったものである（図に一例を示した）．このような点変異は，細胞分
裂が100万回ほどすると1回は起こるそうであるが，生体は自分にとりよくな
い変異は修復する仕組みを保持している．しかし，紫外線や有害物質などの**変
異原**はこの変異率を高め，時に癌などを起こすのである．

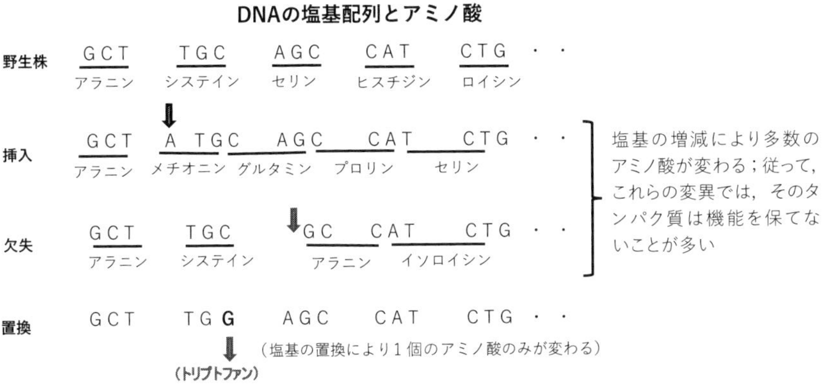

DNAの塩基配列とアミノ酸

野生株
GCT　　TGC　　AGC　　CAT　　CTG ‥
アラニン　システイン　セリン　ヒスチジン　ロイシン

挿入
GCT A TGC　AGC　　CAT　　CTG ‥
アラニン メチオニン グルタミン　プロリン　　セリン

欠失
GCT　　TGC　　GC　CAT　　CTG ‥
アラニン　システイン　　アラニン　イソロイシン

置換
GCT　　TG G　AGC　　CAT　　CTG ‥
（塩基の置換により1個のアミノ酸のみが変わる）
（トリプトファン）

塩基の増減により多数のアミノ酸が変わる；従って，これらの変異では，そのタンパク質は機能を保てないことが多い

新型コロナで問題になっている変異株の出現も**置換**によるものである．例えば英国株は，**N501Y** であるが，これは S タンパク質の最初から 501 番目のアミノ酸が N（アスパラギン）から Y（チロシン）に変わったことを意味する．これは RNA 遺伝子の塩基配列が，アスパラギンの AAC がチロシンの UAC に置換されたためである．**ブラジル株（γ）**は N501K と E484K の二重変異，**インド株（δ）**は L452R と E484Q という変異．これらにより S タンパク質の立体構造が変化し，レセプターへの結合能や，抗体との反応性が変化する．（その後，N501S のδ株も報告された）

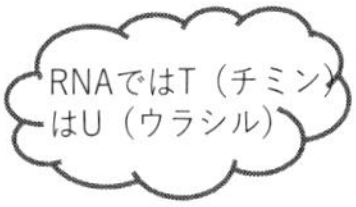

RNAではT（チミン）はU（ウラシル）

図2-4　点変異の種類

3-2　遺伝形質の伝達

　細菌では，遺伝子を含む大きな部分の塩基が変化するには，**トランスポゾン**や**プラスミド**のような特殊なものを介して遺伝子が他の菌へ伝達されることが多い．このような仕組みで，薬剤耐性や毒素の遺伝子などが伝達され，薬剤感受性菌や毒素非産生菌（無毒株）が薬剤耐性菌や毒素産生菌（有毒株）になるのである．以下，薬剤耐性遺伝子を中心にして説明する．

　プラスミドというのは（図2-2）で説明したように，菌の染色体の1/100ほどの大きさで，それなりの数の遺伝子を持ち細胞質に環状で存在するものである．これに対しトランスポゾンというのは，小さなDNAフラグメントである．両端に伝達に必要な特殊な塩基配列（**IS**と命名されている）を，中間に薬剤耐性遺伝子などの通常1個の遺伝子を持つ．このフラグメントは菌の染色体やプラスミドに挿入されているが，そのような遺伝子を持たない菌がいると，フラグメントごとその菌の染色体やプラスミドに移動するのである（**図2-5-1**）．プラスミドも，プラスミドを持たない菌が近くに来ると，線毛を形成してその菌と接し，次いで，プラスミドを複製しながら，　部の遺伝子をその菌に挿入

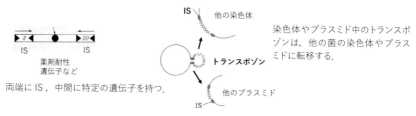

染色体やプラスミド中のトランスポゾンは，他の菌の染色体やプラスミドに転移する．

両端に IS，中間に特定の遺伝子を持つ．

図2-5-1　トランスポゾンの構造と転移

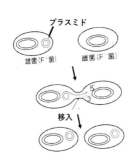

雄菌のプラスミドは複製しつつ，その一部を性線毛を介して雌菌に移入する（接合）．トランスポゾンの転移や接合により，一つのプラスミドに幾つかの薬剤耐性遺伝子が移り，多剤耐性菌となることも多い（写真は日本細菌学会の教育用スライド）．

図2-5-2　プラスミドの移入（接合）

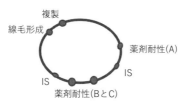

プラスミド上には線毛形成や複製に関与する遺伝子などの他，他の遺伝子（薬剤耐性や毒素産生など）が存在し，これが上図のように伝達される．ここでは，A，B，C，3 種類の薬剤に耐性な遺伝子を持つ R プラスミドの例を示した．

図2-5-3　プラスミドの構造

するのである（図2-5-2）．この現象は**接合**といわれているが，**細菌の性**（sex）であると考え，線毛は**性線毛**と，遺伝子を供与する菌は**雄**，遺伝子を受け取る菌は**雌**といわれる．薬剤耐性遺伝子を持つプラスミドは**R**（resistance）**プラスミド**といわれるが，異なる薬剤に耐性の遺伝子をもつトランスポゾンが同一のプラスミドに挿入されると多剤耐性となる（図2-5-3）．さらに染色体にも耐性遺伝子を持つ菌もいる．このようにして，（多剤）耐性菌が出現するのであるが，菌は分裂・増殖しているうちに，プラスミドを消失し雌菌（薬剤感受性菌）となることもある．その他，数種類の異なる方法で細菌の遺伝子は菌から菌に伝達されるが，これらの動く遺伝子は mobile genetic elements といわれる．

コラム —— 細菌同士および他の細胞との交流

　細菌は接合により，性線毛を用いて遺伝子を雄から雌へ移入することを説明した．中には元気のいい雄がおり，一度に2～3個の雌を捕らえていることがある．また，接合の頻度の高い腸球菌では，雌が**フェロモン様物質**を出し雄を引き付けている．細菌の世界も色々である．本文では説明しなかったが，近年，菌同士はやはりフェロモン様物質（**オートインデューサー**あるいは**クオルモン**と呼ばれる）を出して，周囲に同種の仲間がどれほどいるかを探っていることが判明した．これは海水中の菌が，一定数になると一斉に発光する現象から解明されたのであるが，病原菌でも類似の現象で，病原因子等を一斉に産生するという．この機構は議会での定足数を意味する**クオラム**をとり，**クオラムセンシング**と命名された．最近ではこの現象は仲間のみでなく，異種の菌や人の細胞に対しても発揮しているといわれている．さらに，胃に生息しているピロリ菌では，性線毛様の分泌装置を介して，胃の細胞に影響を与える**エフェクター**を挿入し，胃の細胞に変化を加え，将来，胃癌を発症することもある（51頁のコラムや107頁を参照）．本当に種々の機構があるものだと感心させられる．

4. 感染と発症

4-1　感染成立の要素

　感染が成立するためには1）**感染源**（微生物），2）**感染経路**，3）**感受性者**の3つの要素が必要であり（逆に，感染を阻止するためにはこのいずれかを抑えるとよい訳である），発症するか否かは，**病原体の病原性**（増殖性や毒力など）と**宿主側の抵抗力**（免疫力）との力関係で決まる．感染の一般経過と代表的な対策を図2-6に，次いで，細菌感染を理解するため，個々の細菌の感染様式を示した（**図2-7**）．最近では，免疫力の低下した人（新生児や老人の他，ガンや重症の疾患を持つ人など）が病院等に入院している．このような人は簡単に感染しやすいので**易感染者**と呼ばれるが，病原性の強い菌のみならず，普通の人には感染しない**平素無害菌**でも感染する．このような感染は**日和見感染**と呼ばれるが，これを含め，菌の病原因子と人の抵抗力の関係を最後に示した（**図2-8**）．

4-2　感染症の種類

　外界由来の菌は上記のように感染するのであるが（**外因感染**），既に自分の体の中に棲息している菌による感染を**内因感染**という．菌が増殖しても症状が出現しないこともあるが，これを**不顕性感染**といい，発症した場合が**顕性感染**である．どちらも感染源となるが，前者のほうが症状がないだけ対策が取りにくい．

　外因感染では菌の特徴により以下のような種々の感染様式をとる．誌面の問題もあり，ここでは理解しにくそうなもののみを説明した．

a．局所感染，全身感染，病巣感染

　　病巣感染とは，菌が増殖している部とは異なる所が障（傷）害されるもの．

b．急性感染，慢性感染，持続感染，遅発性感染，潜伏感染

　　潜伏感染とは，微生物がどこかの細胞に潜み一旦は無症状になったものが，後日，再発をきたすもの．これや遅発性感染の詳細はウイルスの項で説明した．

c．一次感染，二次感染，混合感染，菌交代症

　　菌交代症とは，抗菌剤の投与により，多数派の感受性菌が死に，代わりに少数しかいなかった薬剤耐性の菌が増えること．

d．水平感染，垂直感染

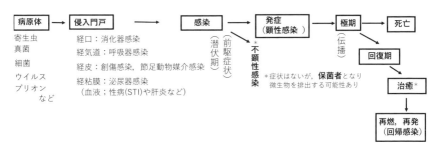

図2-6-1　感染症の推移

1）感染源

消毒，滅菌（殺菌）
治療
　　抗菌薬，
　　抗ウイルス薬
　　抗真菌薬　など

2）感染経路／侵入門戸

環境衛生の向上・管理（水道，下水など）
標準予防策（院内感染対策）
　　手洗い（消毒），うがい，
　　マスク，ガウン，ゴーグルなど
　　➡ 3密の阻止，隔離など

3）感受性者

ワクチン接種
健康の管理
　（免疫の亢進）

図2-6-2　感染成立の条件とその対策

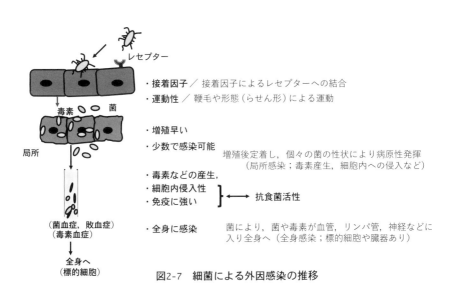

図2-7　細菌による外因感染の推移

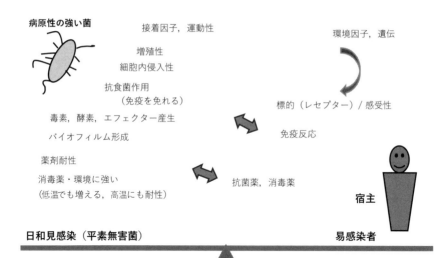

病原性の強い菌

接着因子, 運動性

環境因子, 遺伝

増殖性

細胞内侵入性

標的（レセプター）/ 感受性

抗食菌作用

（免疫を免れる）

免疫反応

毒素, 酵素, エフェクター産生

バイオフィルム形成

薬剤耐性

消毒薬・環境に強い

抗菌薬, 消毒薬

宿主

（低温でも増える，高温にも耐性）

日和見感染（平素無害菌）

易感染者

炎症症状（発赤，発熱，腫脹，疼痛，化膿等）の他，
毒素による特有の症状

図2-8　感染症における菌側と宿主側の要因

　垂直感染とは，母親から子へ，子宮内や産道で，また，母乳などを介して感染するもので，それ以外の通常の感染を水平感染という．垂直感染に関しては，**先天性感染**ということで後述する．

e．輸入感染症，旅行者下痢症

f．人獣共通感染症

g．日和見感染，医療関連感染

　日和見感染は前項のとおりである．病院内での感染を院内感染というが，最近では老人ホームなどでの感染も含め**医療関連感染**という．これらの詳細に関しては，後述の消毒の項に記載する．

h．新興感染症と再興感染症

　これまで経験のない病原体が新規に社会に発生した場合と，一旦，社会的に激減していたものが再興した場合である．特に新興感染では，我々が新規の微生物に対する免疫を持っていないので，時に大きな問題となる．

表2-2　主な新興感染症

細菌			ウイルス		
L. pneumophila	1977	レジオネラ症	Rota virus	1973	乳幼児下痢症（仮性コレラ）
C. jejuni	1977	腸管感染症（食中毒など）	Ebola virus	1977	エボラ出血熱
TSST-1 toxin -producing *S. aureus*	1981	毒素性ショック症候群	HTLV-1	1980	成人T細胞白血病
			HIV	1983	エイズ（後天性免疫不全症）
E. coli O157	1982	出血性大腸炎，HUS	Human herpes virus 6	1988	突発性発疹
B. burgdorferi	1982	ライム病	Hepatitis E virus	1988	E型肝炎
H. pylori	1983	胃炎，胃潰瘍，胃癌など	Hepatitis C virus	1989	C型肝炎
V. cholerae O139	1992	新型コレラ	West Neil virus	1999	ウエストナイル脳炎
B. henselae	1992	ネコひっかき病	SARS corona virus-1	2002	重症急性呼吸器症候群
			Influenza virus A/H1N1 pdm	2009	新型インフルエンザ
			SFTS virus	2011	重症熱性血小板減少症候群
			MERS corona virus	2012	中東呼吸器症候群
			SARS corona virus-2	2019	COVID-19（新型コロナ）

コラム ── 新興・再興感染症の広がり

　表2-2のように，新興感染症は次から次と発生している．世の中は発展し，上下水道を始め生活環境は大いに便利で清潔になった．また，ワクチンや抗菌剤，消毒剤等の開発により，感染症は少なくなった．しかし，微生物の増殖は早く，遺伝子の伝達も容易なので，変異をきたし，新しい性状を獲得したものとなり生き延びるのである．他方，交通機関の発達により，人も物（特に動物や食品）も世界中に拡がっており，人はどんどん未開発地に侵入している．現地から出発する交通機関などに侵入したダニや蚊などを介して，あるいは渡り鳥や気流，海流を介して遠隔地で流行ることもある．このようなことから，これまで接触していない微生物に触れ，感染症が起こるのである．通常のコロナウイルスは風邪を起こすが，**SARS**はコウモリ，**MERS**の場合はラクダ（これもオリジンはコウモリか），**AIDS**はチンパンジーのものが人に感染したと考えられている．これからも病原微生物との戦いは続くと思われる．痘瘡やポリオはワクチンにより撲滅できた．しかし，多くの微生物では抗原性や病原性の異なるものが多種類存在し，薬などで虐めると変異をきたす．新型コロナでもいわれているように，最後は微生物と共生するのが自然なのかも知れない．2022年になり，WHOは二つの重大な発表をした．原因不明の小児の肝炎とサルの痘瘡ウイルスの人への感染が欧州を中心に認められてきたというものである．肝炎の項で述べるが，輸血等によるB型，C型の肝炎ウイルスを発見し，その治療法も開発してきたのに，せっかく人痘を撲滅したのに……と思う．新型肝炎はアデノウイルスとの関係が注目されているが，どちらにしてもこれ以上面倒なことにならないことを祈念している．

コラム —— 地球温暖化と微生物 (2)

1) 気温が3℃上昇すると日本は亜熱帯の状態となり，マラリアやデング熱が常在化するという．2014年の夏，東京の代々木公園を中心にして，ヒトスジシマカにより**デング熱**が発生した．この蚊は冬には生きられないからよかったが，ひしひしと常在化が迫っている．なお，日本で蚊に媒介される疾患としては**日本脳炎**がある．通常，豚で増殖した日本脳炎ウイルスをコガタアカイエカが媒介して人に感染させる．現在，この蚊は北海道にはいないようだが，もし気温が上昇すると北海道も危険地帯となるのではと心配している．以前には北海道にはゴキブリはいなかった．交通網の発達と人工的な温暖化（住宅の改善）により，津軽海峡を越え北海道に住み着いたのである．

2) オーストラリアでは反芻胃（はんすう）を持つ牛や羊を減らし，カンガルーを増やそうということがいわれている．牛や羊はゲップをすると，CO_2より20倍以上も温室効果のある**メタン**を排出するが，カンガルーはメタンをほとんど出さないという．この計画が進められれば，動物や家畜もびっくりするだろうし，美味しくて安いオージー牛が入手しづらくなるかも知れない．牛や羊の胃腸に，メタン分解菌を増やすという案はいかがだろうか？ 北海道では牛の糞尿からメチルアルコールや水素を作製し，エネルギーとして使用するプロジェクトが進められている．これを全世界で進めるのが最善の策と思われる．

3) 先に書いた「芽胞は長生き」というコラムに関連することが最近報告されている．温暖化により北極圏の氷や凍土が融解し，これまでこの中で眠っていた炭疽菌の芽胞が目を覚まし，トナカイなどに感染しているという．芽胞でなくても，通常，微生物は氷中では死なないので，これから色々な感染症が起こる可能性があるのかも知れない．恐ろしい話である．

4-3 細菌の病原因子

既に説明したように，運動性，増殖性，接着因子や細胞内侵入因子（抗食菌と関連），毒素の産生性などは重要な病原因子である．その他，毒素ほどの傷（障）害作用はないが，細胞や機能に影響を与える**エフェクター**などがある（108頁ピロリ菌の項を参照）．ここでは毒素（外毒素と内毒素）について説明する．

　内毒素とは，グラム陰性菌の外膜を形成する**リポ多糖**（LPS）であることは説明した．これが菌体から離れると，特殊なタンパク質（LPS結合タンパク質）と結合した後，マクロファージなどの抗原提示細胞が持つ**トール様受容体**（Tool-like receptor）に結合し，色々な炎症性サイトカインを出す（免疫の項参照）．本来は生体の異物を排除するための機構であるが，サイトカインにより種々の

表2-3　外毒素と内毒素の比較

	外毒素	内毒素
存在場所	菌体外に分泌	グラム陰性菌の外膜
毒素の本体	タンパク質あるいはペプチド	リポ多糖（活性はリピドA）
加熱に対して	不安定（失活する）*	安定
抗原生	強く，抗体産生の誘導が容易	弱く，抗体産生の誘導が困難
トキソイド化	できる（トキソイドワクチン）	できない
毒性	各毒素はそれぞれ特異的な作用	作用はいずれの菌の内毒素も類似（毒素量により症状が異なる）

例外として，黄色ブドウ球菌の腸管毒素，大腸菌の耐熱性毒素（ST），腸炎ビブリオの溶血毒素（TDH）などは耐熱性である．なお，上記の抗原性やトキソイド化，Tool-like receptor などに関しては，免疫の項で解説する．

細胞が影響され，発熱，血圧低下，発汗，心拍出量の低下，血栓形成の亢進などを起こし，酷い時はショック状態となる（**エンドトキシンショック**）．グラム陰性菌のLPSは類似しているので，いずれの菌でもその量と作用時間により類似の症状となる．LPSのため，耐熱性であり，抗原性が弱くワクチンとはなれない．これに対し，多くの**外毒素**は，特定の酵素作用を持った**タンパク質**であり，グラム陰性菌のみでなく陽性菌からも産生され菌体外へ放出される．内毒素よりさらに微量で，特定の標的細胞のレセプターに結合した後，細胞内に侵入し，特定の酵素活性を示す（結果として，**微量で特定の重篤な症状**を示す）．この為，通常，毒素は酵素活性を示す部分（active-site or- subunit）とレセプターへの結合部分（binding-site or- subunit）より成るので**AB毒素**といわれる．AB毒素の場合，レセプターに結合した後，**エンドサイトーシス**で細胞内に入り，その後，Bサイトの一部（あるいは近く）の働きでAサイトは細胞質に出て，標的に作用し毒性を発揮するのであるが，その詳細はコレラ毒素やボツリヌス毒素の項で説明する（図7-2，7-14）．その他，一部の毒素は酵素活性を持たないが，細胞の膜に穴（孔）を開けるものや，内毒素のように免疫系を活性化して種々の症状を呈するものがある．タンパク質であるので，通常は異熱性で抗原性が強く，不活化してワクチンとして使用される（トキソイドワクチン．なお，例外的に耐熱性の毒素もあり）．これらをまとめて**表2-3**に示した．

　外毒素は微量で特異的な作用を示すので，この作用を応用し治療等に用いることがある．これについてはボツリヌス毒素の項で説明するが，ここでは食物連鎖とフグ毒について説明する．

コラム ── フグ毒は細菌由来

　食中毒というと，細菌が原因のものと，植物やキノコ，動物（フグや貝など）によるものとに分けられる．真菌の項で説明したようにキノコは真菌の一種である．近年，フグの毒化の研究が進展するにつれ，フグ毒はフグが産生しているのではなく，以下のような食物連鎖によりフグが毒化されることが明らかになった．

　まず，細菌（アルテロモナス属やビブリオ属の菌など）が毒素を産生し，これがプランクトン（浮遊生物）に蓄積される．次いでこれを食べた貝などに蓄積され，さらにこれらの貝類を食べたフグが毒化される．これらの生物自身は中毒にならないが，最終的にフグを食べた人間は残念ながら中毒をきたす．このように，植物，動物による中毒と思われていたものの中には，実は微生物によるものがあることが明らかになってきた．

　フグ毒は**テトロドトキシン**とよばれ，神経や筋肉の興奮伝達を遮断するので（ナトリウムイオンの流入を阻害する），筋肉は興奮できなくなり，最終的には意識障害，呼吸や心臓の停止となる（毒性は青酸カリの1,000倍以上[*]）．フグの毒力は魚の個体により異なり，また，毒が蓄積される部位は肝臓や卵巣などの他，フグの種類によっては皮，筋肉にも含まれ，毒性は通常の加熱では壊れない．従って，一緒に食べても結果は同一ではなく（致死〜無症状あり），これまでは調理師の腕と食べた者の運が頼みであった．しかし近年，フグの養殖が可能となり，養殖の場合は毒化した餌を与えないので，フグも毒化しないことが明らかになった．舌が痺れるくらいが絶妙の味だという食通もいるが，フグだけは安い養殖物を食べたほうが安心のようである．

---

[*]　テトロドトキシンの，マウスの腹腔内投与での致死量は100ngほどであるが，ボツリヌス毒素はさらに1000倍高い．しかし，テトロドトキシンは非常に簡単な構造（図）をしており胃液等にも強いと思われる．これに対しボツリヌス神経毒素は分子量15万ほどの巨大なタンパク質である．この神経毒素には無毒成分が結合して胃液等から保護するのであるが，しかしそれらによるダメージ

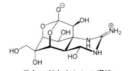

テトロドトキシンの構造

はそれなりに大きく，経口による致死量は上記の10〜100倍は必要となる（腸からの吸収の問題もあり）．従って，両者の経口毒性の違いの差は相当縮まるように思われる．いずれにしても，どちらも超猛毒である．

4-4　宿主側の防御因子

　宿主が持つ防御因子としては，**非特異的なもの**と，特定の病原体のみに作用する**特異的なもの**がある（**表2-4**）．傷のない人の皮膚は微生物を侵入させないし，気道の上皮細胞は線毛を持ち，分泌液と共に微生物を痰として排除する．汗や皮脂の乳酸や不飽和脂肪酸，鼻汁や唾液中のリゾチーム，さらに胃酸や胆汁に抗菌作用などがある．人は子宮内では通常は感染しないが（感染した場合は先天性感染という），産道中で微生物に接するし，誕生して呼吸を開始すると，空気と共に多数の微生物を体内に入れる．通常は病原菌ではなく，これらの菌は**正常細菌叢**を形成し，病原微生物の侵入を防ぐ．最も大事な機構は**"免疫"**である．免疫は**自然免疫**と**獲得免疫**がある．前者は好中球やマクロファージが行う貪食作用が代表であり，どのような微生物でも食べて分解しようとする．後者には液生免疫と細胞性免疫がある．これらは特異的に特定の微生物のみに作用するのであるが，これらの詳細に関しては後述する．

　代表的なヒトの常在細菌叢を**図2-9**に示し，腸内細菌叢等の効用に関して筆者の考えも含めコラムに記載した．また，口腔の細菌叢に関連し，歯の重要性とその病気（虫歯や歯槽膿漏）についても示した．

コラム── 腸内細菌叢の話題；善玉菌と悪玉菌，腸脳相関と糞便移植

　人の総細胞数は60〜70兆であり，また，腸の全長は約7mで，その表面積はテニスコート1面弱といわれている．腸全体では100兆個ほどの細菌が生息しており，細菌間でバランスを保ちながら一種の生態系を形成している．また，腸には全身の60%もの免疫細胞があり，消化管であると同時に重要な**免疫器官**である．腸内の細菌の種類と数は，動物種や個体差，消化管の部位，年齢，食事の内容や体調などにより異なるが，その大部分は偏性嫌気性の**クロストリジウム**や**バクテロイデス**であり，VCN（viable but non-culturable　生きているが培養できない菌）も多い；これらが糞便1gあたり1兆程で，大腸菌はその1/1,000である．**乳酸菌やビフィズス菌**は母乳を飲んでいる時期は多いが離乳食の開始に伴い減少する；乳酸菌は酸素が少し存在しても生きられるので小腸に，酸素に弱いビフィズス菌は嫌気的な大腸に生息する．両菌は食物繊維を分解し糞便の元を作り，かつ，腸を活発化し**排便を促す**．また，菌体成分は**免疫反応を亢進**する．さらに近年，各種の菌の代謝産物である**短鎖脂肪酸**（酪酸など）などは，腸細胞よりのホルモンの分泌などを高め，迷走神経等を介し中枢神経（脳）を活性化すること，逆にストレスなどにより，脳から逆の経路で腹痛や下痢等を起こすことが判明し*，腸と脳は関連していることが示された（**腸脳相関**）．乳酸菌やビフィズス菌には病原性はなく，よい効果のみが認められているので，これらは**善玉菌**と呼ばれ，摂取が推奨されている．逆に

表2-4　生体に備わる感染防御機構

I.　非特異的防御機構

1. 皮膚，粘膜による物理的微生物排除

2. 常在細菌叢

3. 分泌液・体液中の抗微生物物質；リゾチーム，トランスフェリン，補体，インターフェロンなど

4. 食細胞（マクロファージや好中球）による貪食作用　　→　**自然免疫**

II.　特異的防御機構

1. 液性免疫；抗体

2. 細胞性免疫；細胞傷害性T細胞（CTL）

獲得免疫　　**免疫**

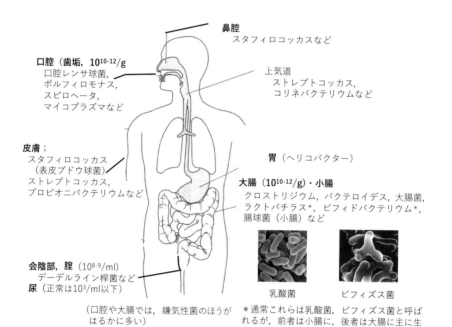

鼻腔
スタフィロコッカスなど

口腔（歯垢，$10^{10\text{-}12}$/g）
口腔レンサ球菌，
ポルフィロモナス，
スピロヘータ，
マイコプラズマなど

上気道
ストレプトコッカス，
コリネバクテリウムなど

皮膚；
スタフィロコッカス
（表皮ブドウ球菌）
ストレプトコッカス，
プロピオニバクテリウムなど

胃（ヘリコバクター）

大腸（$10^{10\text{-}12}$/g）・小腸
クロストリジウム，バクテロイデス，大腸菌，
ラクトバチラス*，ビフィドバクテリウム*，
腸球菌（小腸）など

会陰部，腟（$10^{8\text{-}9}$/ml）
デーデルライン桿菌など
尿（正常は10^3/ml以下）

（口腔や大腸では，嫌気性菌のほうが
はるかに多い）

乳酸菌　　ビフィズス菌

＊通常これらは乳酸菌，ビフィズス菌と呼ば
れるが，前者は小腸に，後者は大腸に主に生
息する．（写真は田中降一郎氏提供）

図2-9　代表的な常在（正常）細菌叢

クロストリジウムやバクテロイデスの中には病原性のある菌もいることから，これらは**悪玉菌**と呼ばれている．しかし筆者には，悪玉菌という言葉には抵抗があった．単純に，腸内の二大勢力が悪玉であるはずがないのでは，というものだ．最も悪い菌はクロストリジウム属の**ウェルシュ菌**や，その親戚の**ディフィシル菌**であろうが，どちらも他のクロストリジウム属の菌に比べれば（超）少数派であり，普段は悪さをしていないと思われる（特に若い時は）．近年，腸内細菌叢を形成する菌を，培養ではなく遺伝子的に解析する技術が発達してきた（**メタゲノム解析**という）．これによると，クロストリジウムやバクテロイデスの中の一部の菌の増殖や，腸内細菌叢のバランスが崩れることがよくないのではと示唆されている．腸では上記のように病原微生物などに対して免疫を亢進するが，逆に**制御性T細胞**などは，消化された食べ物に対する異常な免疫（アレルギーなど）が起こることを抑えている（これを**経口免疫寛容**という）．このように複雑な免疫反応をコントロールしており，かつ上記のように腸脳相関もあるためか，時に**過敏性腸症候群**（IBS）や**炎症性腸疾患**（IBD）が発症する．前者は生活，特に食事の習慣や精神的なことが主原因で起こる下痢，便秘，腹痛などである．後者は免疫の異常亢進も関与し，それにより腸粘膜細胞が攻撃される**潰瘍性大腸炎**や**クローン病**が代表例である．後者の場合，その発症には腸内細菌叢の異常も大いに関係していると考えられることから，新しい治療法として，元気な人の糞便液を，内視鏡を用いて患者さんの腸内に注入することが試みられてきた（**糞便移植**）．**肥満**や**アレルギー**なども，腸内細菌叢と関連するといわれている．腸内細菌叢は非常に複雑であるが，その研究は大きな福徳をもたらすだろう（78ページのアレルギーに関するコラムも参照のこと）．

　他の部の正常細菌叢も悪玉菌の増殖を予防している．例えば**表皮ブドウ球菌**は化膿菌である黄色ブドウ球菌の増殖を抑えると共に，美肌形成に関与する（後述のコラム「美肌菌……」を参照）．また，成人女性の腟では，女性ホルモンの作用でグリコーゲンが分解されグルコース（ぶどう糖）が多い．**デーデルライン桿菌**と呼ばれる種々の乳酸菌はこれを分解し乳酸等を産生しpHを低下するため，悪玉菌の増殖を抑えている（これを**自浄作用**という）．正しい生活をして，しっかりと正常細菌叢の維持に努めることが肝腎である．

＊　迷走神経は12対（左右にあるので）ある脳神経（この名前であるが，これは脳と末梢をつなぐ末梢神経である）の1つで，第Ⅹ（10）脳神経である．運動，知覚，副交感神経を含む混合神経で（副交感神経が中心）ある．上行性（求心性）と下降性（遠心性）のものがあり，それらの走行が複雑なので迷走神経と命名された．頸部，胸部，腹部（骨盤を除く）の全ての内臓に分布して，感覚や運動，分泌を支配している（胃腸の蠕動運動や血圧，発汗などに関与）．このため，極度の不安や恐怖があると，この神経が緊張し一過性の血圧低下や徐脈などが起きショック状態となる（**迷走神経発作**あるいは**血管迷走神経反射**）．これは排尿時や長時間起立時，さらには，ワクチン接種時の失神などにも関連している．味覚，臭覚，顔の知覚や運動なども，それぞれの脳神経が関与しており，それらに障害が起こると特異的な症状が出現するのである（新型コロナウイルスによる味覚障害や臭覚障害など）．

コラム —— 歯は非常に大事というお話

　消化の最初は歯による咀嚼である．歯により物理的に食物を砕くと同時に，唾液の酵素（アミラーゼなど）により分解する．また，唾液にはリゾチームも含まれ，抗菌作用もある．咀嚼するためには咬筋や側頭筋などが重要であり，また，しっかりした発音（発声）のためには，歯が揃っているほうがよい．歯がしっかりして咀嚼をきちんとしている人は，顔の筋肉や脳を刺激し，会話も弾み若々しいといわれている（これにより老化や生活習慣病を予防している）．従って，歳をとっても自分の歯を少なくても20本は残そうという**8020**（ハチマルニイマル）**運動**が厚労省により進められている．また，「歯なしにならない話」とも表現され啓蒙されている．

　口腔内には酸素の多い所とない所があり，そこに棲息している菌（細菌叢）は異なる．歯の表面や歯根と歯肉の隙間（歯肉溝）には歯垢ができる．歯垢は各種の細菌の塊（細菌叢）であり，糞便と同じ程の菌数が存在する＊．これにより歯や歯肉，さらには歯肉の周辺組織にも炎症が起き，歯肉溝は拡がり**歯周ポケット**という状態になる．ある菌は糖を分解しpHを低下させ歯を溶かす（脱灰）．またある菌は強いタンパク質分解酵素や毒素を産生し，組織を傷害する＊．歯周ポケットがさらに拡がり炎症が酷くなると，歯を支えている骨にも被害が及び歯が抜ける．口腔内が不潔で飲み込みが悪いと肺炎をきたしやすい．従って，口腔内を清潔にし（口臭には舌の表面の雑菌も関与するので，この部も清潔に），歯石，歯垢を取り除き，歯肉のマッサージや口の周囲の筋肉を動かすトレーニング等が大事である．いつまでも若々しく元気でいたいものである．

＊　糖分解性の代表は口腔レンサ球菌の*Streptococcus mutans*である．多くの糖を分解して脱灰を起こすと共に，砂糖から不溶性グルカンを生成して歯面に強固に付着し，バイオフィルムを形成しう蝕（虫歯）を起こす．歯周炎の代表菌は*Porphyromonas ginngivaris*で，強いタンパク質分解酵素を産生し，組織を破壊し歯周ポケットを拡げて炎症も進める．

5．診断と治療

　細菌感染症の診断は，症状等から病原菌を予測し，病巣部より**菌を分離**することである．毒素による疾患の場合は，その**毒素の証明**が重要である．特異抗体が上昇する場合は**抗体価**を測定する（血清診断．次の免疫の項で説明）．培養の困難な結核の場合などは**遺伝子**診断を行う（通常はPCRであるがこれも後述）．

　治療は**抗菌剤**である．人の細胞とは**DNAの複製**や，リボソームでの**タンパク質合成**の様式が多少異なるので，これらの過程を阻害する薬も開発されてい

る；代表的なものとして前者ではキノロン系，後者ではアミノグリコシド系や
マクロライド系，テトラサイクリン系など．しかし，やはり副作用が出現する
こともある．最も安全なのは，人の細胞にはない菌の**細胞壁の合成**を阻害する
薬（**β-ラクタム剤やバンコマイシンなど**）であり，β-ラクタム剤としてはこれ
までにペニシリン系，セフェム系，カルバペネム系などが開発されている．し
かし，問題は**耐性菌の出現**である．その機構の代表は1）薬剤を分解する酵素
を産生する（ペニシリナーゼ，セファロスポリナーゼ，カルバペネマーゼなどのβ
-ラクタマーゼ），2）薬剤にリン酸基，アセチル基などを結合させ不活化する，
3）薬剤の作用点を変える，などである．これらに関する遺伝子はRプラスミ
ドの項で説明したように，容易に菌から菌に伝達され多くの菌が耐性化する．
このため，全世界で各種の耐性菌が増加し，その感染による死亡者は年間100
万人以上である．これは感染症の世界3大疾患である結核，AIDS，マラリア
による死亡者数と比較すると，結核より少ないがAIDSやマラリアより多い状
態であり，早急の対策を必要とする新たな問題である＊．図2-10に黄色ブドウ
球菌の場合を中心として，人と菌との戦いを示す．

＊　ウイルスの項で少し説明するが，特殊なウイルスとして，特定の細菌のみに感染し細菌
　を殺して増殖するものがある（これをバクテリオファージという）．多くの抗菌薬が開発
　される前には，このファージを用いて薬剤耐性菌を殺そうという研究が注目された．抗菌
　剤の開発により研究は廃れたが，薬が効かなくなり，近年再びその研究が注目されている．
　流行の研究も時代に左右されるので，粘り強く研究を続けることは大事だと思われる．

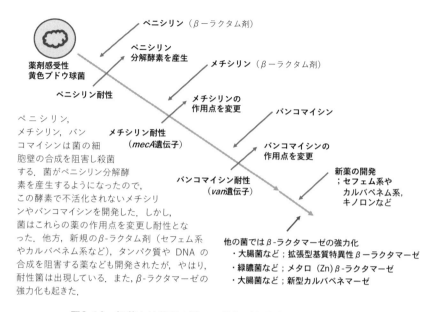

ペニシリン（β－ラクタム剤）

薬剤感受性
黄色ブドウ球菌

ペニシリン
分解酵素を産生

メチシリン（β－ラクタム剤）

ペニシリン耐性

メチシリンの
作用点を変更

バンコマイシン

ペニシリン,
メチシリン, バン
コマイシンは菌の細
胞壁の合成を阻害し殺菌
する. 菌がペニシリン分解酵
素を産生するようになったので,
この酵素で不活化されないメチシリ
ンやバンコマイシンを開発した. しかし,
菌はこれらの薬の作用点を変更し耐性とな
った. 他方, 新規のβ-ラクタム剤（セフェム系
やカルバペネム系など）, タンパク質や DNA の
合成を阻害する薬なども開発されたが, やはり,
耐性菌は出現している. また, β-ラクタマーゼの
強力化も起きた.

メチシリン耐性
（mecA遺伝子）

バンコマイシンの
作用点を変更

新薬の開発
；セフェム系や
カルバペネム系,
キノロンなど

バンコマイシン耐性
（van遺伝子）

他の菌では β-ラクタマーゼの強力化
・大腸菌など；拡張型基質特異性βーラクタマーゼ
・緑膿菌など；メタロ（Zn）β-ラクタマーゼ
・大腸菌など；新型カルバペネマーゼ

図2-10　細菌と抗菌剤の戦い；黄色ブドウ球菌を中心として

第3章　ウイルス学総論

1. 病原ウイルスの形態，構造と分類

1-1　形と大きさ

　19世紀の後半になり，光学顕微鏡では見えない，かつ，細菌は通れない濾過器を通る小さな病原体（**濾過性病原体**）がいることがわかり，最終的にはウイルス（**Virus**；ラテン語で "毒液" の意味）と命名された．その大きさ（直径）は20～300nm（1nm=1/10⁶mm）であり（平均で細菌の1/10ほど），電子顕微鏡を用いなければ観察できない．また，どんなに栄養があっても増殖できず，生きた細胞を必要とした．下記のように**核酸**としてはDNAかRNAのどちらかしか持っておらず，感染した細胞の酵素等を利用して増殖するのである（生物と無

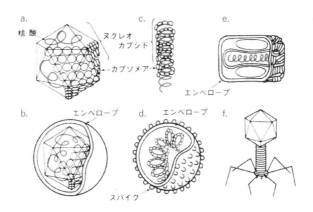

リボソームはなく，核はDNAまたはRNAのどちらか，二分裂はできず，生きた細胞が必要．エンベロープは一部のウイルスに存在するが，これよりスパイクを形成するものもあり．f. は細菌に感染するもので，バクテリオファージと呼ばれる．（東匡伸氏原図）

図3-1　ウイルスの基本構造

生物の間）．この核酸をタンパク質（**カプシド**という）が包み，全体として球状，正20面体状，らせん状（棒状）などとなる（**図3-1**）．

1-2　構造と分類・命名

上記のようにDNAかRNAをカプシドで包んだ状態（これを**ヌクレオカプシド**という）であるが，一部のウイルスでは，さらにこれを脂質と糖タンパク質から成る被膜（**エンベロープ**）が包んでいる（脂質であるので，これを持つウイルスの多くはエタノール消毒で不活化される）．また，エンベロープに突起（**スパイク**）を持つものもある．核酸は1本鎖か2本鎖か，線状か環状か，数個の断片に分かれた分節型か非分節型か，mRNAとして機能するかしないか（機能するものを+鎖，しないものを-鎖という）など多様であるが，これらの性状からウイルスはまず**DNAとRNAウイルスに分類**される．ウイルスの命名は細菌のような2名法ではなく，その形態や症状の特徴を示すものが多い（例えば，コロナウイルスや肝炎ウイルスなど）．また，特定の細菌のみに感染するウイルスもある（これを**バクテリオファージ** bacteriophageという．図3-1のf）．大事なウイルスの性状を**表3-1**に示した．

2．ウイルスの増殖と培養

ウイルスの増殖様式は次の6段階に要約できる．まず，1）特定の細胞のレセプターへの**結合**（**吸着**），2）次いで細胞内への**侵入**，3）侵入後はヌクレオカプシドより裸の核酸が遊離し（**脱核**），4）細胞の酵素等を利用し核酸とタンパク質が別々に合成され（**素材の合成**），5）最後にこれらが合体し，数十個の完成されたウイルスとなり（**粒子形成**），6）細胞を壊して放出される（**放出**）．この過程に10〜20時間かかる（これにより個人より排出されるウイルスの総数は，最初に侵入してきたウイルス量などに依存するが，通常，数百〜数千である）．この増殖様式の詳細はウイルスの形態などにより異なるが，それらを**図3-2**に示した．不思議な感染様式をとるのは**レトロウイルス**であるが，次の発癌の項で説明する；これには成人T細胞白血病（adult T-cell leukemia；**ATL**）を起こす human T-cell leukemia virus；**HTLV**と，後天性免疫不全症（acquired immuno deficiency syndrome；**AIDS**）を起こす human immunodeficiency virus；**HIV**がある．

人工的にウイルスを増やすには，**実験動物，孵化鶏卵，培養細胞**（主に癌細胞などを用い，1個の細胞から増やしたもので株化細胞ともいう）などを用いて行う．

表3-1　代表的なウイルスの性状

核酸	ウイルス科	代表的なウイルス種	大きさ (nm)	ウイルス粒子	
				カプシド構造など	核酸の性状
DNA	パピローマ	ヒトパピローマ	50~55	正20面体	2本鎖
	アデノ	ヒトアデノ（A~F）	70~80	正20面体	2本鎖
	ヘルペス	単純ヘルペス1型，2型，水痘-帯状ヘルペス，EB，サイトメガロ，ヒトヘルペス 6, 7, 8 型	150 ~200	正20面体 ＋エンベロープ	2本鎖
	ポックス	痘瘡，ワクシニア	200 x 300	複雑な内容 ＋エンベロープ	2本鎖
	ヘパドナ	B型肝炎	42	同上	2本鎖 (一部1本鎖)
RNA	ピコルナ	ポリオ，エコー，ライノ，コクサッキー，A型肝炎	20~30	正20面体	1本鎖
	カリシ	ノーウオーク（ノロ），サッポロ（サポ）	27~40	正20面体	1本鎖
	ヘペ	E型肝炎	20~38	正20面体	1本鎖
	レオ	ヒトロタ	19~20	正20面体	2本鎖 (分節)
	トガ	風疹	60~70	正20面体 ＋エンベロープ	1本鎖
	フラビ	黄熱，日本脳炎，デング，C型肝炎，ウェストナイル，ジカ	40~60	正20面体 ＋エンベロープ	1本鎖
	コロナ	ヒトコロナ，SARS，MERS，	120~160	らせん対称 ＋エンベロープ	1本鎖
	オルソミクソ	インフルエンザ	80~120	同上	1本鎖 (分節)
	パラミクソ	パラインフルエンザ，麻疹，ムンプス，RS	150~300	同上	1本鎖
	ラブド	狂犬病	70~80 x 180	同上	1本鎖
	ブニヤ	重症熱性血小板減少症候群（SFTS）	80~120	同上	1本鎖(分節)
	フィロ	エボラ，マールブルグ	80 x 500 ~1,000	らせん対称(?) ＋エンベロープ	1本鎖
	アレナ	ラッサ	50~300	複雑な内容 ＋エンベロープ	1本鎖(分節)
	レトロ	ヒト免疫不全，ヒトT細胞白血病	80~100	同上	1本鎖(2分子)

48

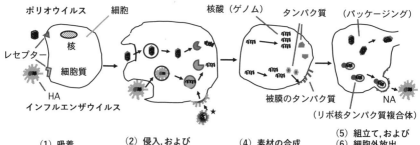

インフルエンザやコロナウイルスの場合はエンドサイトーシスで侵入するが，エンベロープ（被膜）を細胞膜に残して侵入するウイルスもいる（上図の★印の系）．各ウイルスにより核酸の性状や増殖様式が異なり非常に複雑である．粒子形成の際，ポリオではゲノムは正 20 面体のタンパク質（カプシド）の中に包み込まれる（パッケージング）．インフルエンザのゲノムは 7〜8 分節であるが，各ゲノム分節にはタンパク質が結合し（リボ核タンパク質複合体）らせん対称形となっている．これが細胞から放出される際，被膜に覆われ完全なウイルス粒子となる．

図3-2　ウイルスの増殖過程；ポリオとインフルエンザウイルスを中心として

3. ウイルスの変異

　細菌と同じように，**点変異**やウイルス間の**遺伝子の組換え**が起こり，その病原性やウイルス抗原の変異などを起こす．これまで有名だったのはインフルエンザウイルスの組換えによる小変異と大変異であるが，最近はこれに加え，新型コロナウイルスの点変異も注目されている．これらの詳細は後述する．

4. 感染と発症＆発癌

　感染成立には最近の場合と同じで，**感染源，感染経路，感受性者**の3要素が必須である（図2-6参照）．各種のウイルスが特定のレセプターを介して侵入するので，感染できる臓器や症状は特定される．しかし，小さくて細胞内のみで増殖するためか，細菌感染よりも感染様式は多様であり，節足動物（蚊など）媒介性のものや，胎児に感染する垂直感染や新興感染症も多い．感染後，エボラウイルスなど電撃的に増えるものもあれば，長期間**無症性キャリア**の状態となり後年発症するものも多い．この間，ウイルスを排出せず細胞を破壊しない場合を**潜伏感染**（ヘルペス1型や2型，水痘―帯状疱疹など），ウイルスが検出される場合は**持続感染**という．また，感染後数年して発症するものを**遅発性感染**というが，持続感染と遅発性感染の区別は難しい．通常，**B型，C型肝炎**やレトロウイルス感染症は潜伏感染と，麻疹後数年で発症する**亜急性硬化性全脳炎**

や，JCポリオーマウイルスによる**進行性多巣性白質脳症**（とプリオン病）は遅発性感染とされる．さらにこれらの一部は，下記のように癌化も起こす．

　発癌と関係するウイルスは細菌より遥かに多く（**表3-2**），その機序や予防などに関しても研究が進んでいる．DNAウイルスでは，いずれも人の細胞が持つ**ガン抑制遺伝子産物を阻害する**ことにより癌化を起こすが，パピローマウイルスによる子宮頸癌などが有名である．RNAウイルスである**HTLV（ヒトT細胞白血病ウイルス）**の場合は，ウイルス遺伝子がヒトの染色体に組込まれて**プロウイルス**となった後，細胞の持つ癌遺伝子の発現の亢進，および，癌抑制遺伝子の発現の減弱という両方の作用により癌化を起こす（**図3-3**）．**肝炎ウイルス**による発癌機序はまだ不明である．ウイルスの構成タンパク質の作用によりまず脂肪肝となり，次いで発癌するという**直接説**と，ウイルスの増殖と宿主の反応が繰り返されているうちに，増殖能の高い細胞が出現・選択され発癌するという**間接説**がある．肝癌の原因としては，**真菌のアスペルギルス**が産生する**アフラトキシン**によるものもある．この菌は穀物やピーナッツなどを汚染し，この毒素を産生する．汚染した食物を食べると，毒素の作用で肝癌になるというものである（真菌の項のコラム「鳩とピーナッツは危険」を参照）．また，ピロリ菌やその他の細菌による発癌機構に関しては，後述のコラムに記載した．

表3-2　人の腫瘍（癌）ウイルス

ウイルス		腫瘍
DNAウイルス		
パピローマウイルス科	ヒトパピローマウイルス	子宮頸癌，　陰茎癌
ヘルペスウイルス科	EBウイルス	バーキットリンパ腫，上咽頭癌，胃癌
	ヒトヘルペスウイルス8	カポジ肉腫
ポックスウイルス科	伝染性軟属腫ウイルス	伝染性軟属腫（水イボ）
ヘパドナウイルス科	B型肝炎ウイルス	肝癌
ポリオーマウイルス科	メルケル細胞ポリオーマウイルス	メルケル細胞癌（白人に多い皮膚癌）
RNAウイルス		
レトロウイルス科	ヒトT細胞白血病ウイルス	ヒトT細胞白血病
フラビウイルス科	C型肝炎ウイルス	肝癌

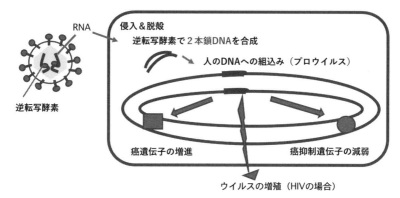

HTLVは正20面体で，エンベロープ，2分子の一本鎖RNAゲノムと**逆転写酵素**を持つ．人の細胞内に侵入後，逆転写酵素で相補的なDNAを2本形成し，人のDNAに組込み**プロウイルス**となる．その後，人の細胞が持つ癌遺伝子の増進と，癌抑制遺伝子の減弱を行い，発癌させる（**成人T細胞白血病**）．HIVの場合はこのような癌化は起こさないが，時にウイルス自身の増殖へと向かい，それにより免疫誘導に必須のヘルパーT細胞を殺すので免疫不全症（**AIDS**）となる．

図3-3　レトロウイルス(HTLV)の発癌機構

コラム ── ウイルスの大きさとその功罪；巨大ウイルスの発見

　ブドウ球菌の直径は約1μm（1/1000mm）で，ウイルスの直径はその1/10ほどである．小児の背丈を1mとすると，**ウイルスと小児の関係は，小児と地球の関係**となる（ウイルスを小児とすると，小児は地球の大きさとなる）．ウイルスは自分だけでは増殖できないので生きた細胞に感染する．赤潮を起こす藻類に感染・死滅させ，赤潮の発生を抑えていることや，細胞のDNAに組み込まれた後，その近傍の遺伝子を他の細胞に運び，生物の進化にも貢献していること（**ヴァイロセル説**）は既に述べた（21頁のコラム参照）．これに反し，**レトロウイルス**では，人のDNAに組み込まれた後，**免疫不全**（**AIDS**）や**癌**（**ATL**）が起こるのである（次のコラム参照）．さらにウイルスの感染性を利用したのが，今回の新型コロナに対する**DNAベクターワクチン**である．人の細胞に感染できるアデノウイルスやセンダイウイルスのDNAに，コロナウイルスのSタンパク質の遺伝子（人工合成したDNA）を挿入し，これをワクチンとして接種するのである．これは，ウイルスを，特定の遺伝子を運ぶための**ベクター**（運び屋）として利用しているのであるが，このベクターウイルスは，人の細胞では増えられないように修飾されている．ウイルス感染の結果として良いことも悪いことも起こるのだが，我々は現象を解析し，感染予防を含めそれを賢くかつ慎重に利用・応用することが大事なのである．1922年，英国で細菌なみ（0.5μm）の大きさのウイルスが発見され，2003年に細菌に似ている（ミミック）ウイルスとして**ミミウイルス**と命名された．そ

の後2013,2014年には**パンドラ**（直径1μm），**ピソ**（長径1.5μm）ウイルスが発見された．さらに2019年，北海道の温泉地帯からアメーバを宿主とする**メドゥーサウイルス**（直径0.26μm）が発見された．これら巨大ウイルスの一部からはタンパク質合成に関与する酵素や，ヒトのDNAに結合しているヒストンタンパク質が認められ，今後「生命・生物」の誕生，進化に関する重大な知見が得られるものと期待されている（第1章のコラム「細菌からの進歩」も参照のこと）．

コラム──HIVによる免疫不全と，HTLVやピロリ菌による発癌

　人のレトロウイルスには**CD4⁺ Tリンパ球**（ヘルパーT細胞）に感染する**HIV**（ヒト免疫不全ウイルス）と**HTLV**（ヒトT細胞白血病ウイルス）がある．前者は**後天性免疫不全症**（AIDS）を，後者は**成人T細胞白血病**（ATL）を起こす．どちらも1本鎖RNAウイルスであるが，感染後，自分が持つ**逆転写酵素**によりDNAとなる（このため，**レトロ**と命名された）．その後，宿主であるヘルパーT細胞のDNAに組み込まれ**プロウイルス**となる．この状態で宿主DNAのように振る舞い細胞分裂に伴い継代されるのであるが，HIVの場合は時々増殖系に進み，細胞を破壊し数年後には**AIDS**となる．HTLVの場合はあまり増えず，人の細胞の増殖性を乱し数十年後にATLを発症する（**図3-3**）．このため，AIDSは**遊離ウイルス**により感染するが，ATLは母乳や血液，精液などに存在するウイルス遺伝子が内在している**リンパ球**（多くはヘルパーT細胞）により伝搬される．何とも不思議なウイルスであるが，これをベクターとして利用する研究も進んでいる．

　細菌による発癌例は少ないが，近年，**ピロリ菌**（*H. pylori*）による**胃癌**形成が明らかになった．菌が自分で形成した分泌装置を用いて**エフェクター**を細胞内に注入すると，**癌遺伝子の活性化**と**癌抑制遺伝子産物の阻害**，**細胞間接着の低下**などが起こり発癌すると報告されている．通常，幼少時に菌を保持している人（親や仲間など）から感染し，大人になってから発症する．従って，HTLVもピロリ菌も，数十年後に癌を発症するのである．その他，口腔に常在している**ナイセリア菌**の一部と，飲酒および咽頭・喉頭癌との関係も指摘されている．この菌はエタノールを代謝してアセトアルデヒドを作るが，この**アセトアルデヒド**が発癌を起こすというのである＊．腸内に生息する**フソバクテリウム**の一部もその数を増やすと，腸上皮細胞に結合し，発癌促進性のシグナルを活性化し大腸癌を起こすともいわれてきた．**アフラトキシン**による肝癌の話は上記および真菌のアスペルギルスの項で説明した．

＊　お酒についてもう少し説明する．アルコールはアルコール脱水酵素によりアルデヒドとなり，次いで，アルデヒド脱水酵素により酢酸となる（その後これは炭酸ガスと水に分解される）．酒に弱い人はアルデヒド脱水酵素を持たない，あるいは機能が悪い人である（欧米人に比較し，モンゴロイドに多い）．弱い人でも鍛えると他の代謝系などから少しはお酒を飲めるようになる．しかし，上記のようにアルデヒドの悪さを考えると，鍛えることなく飲まないのが最善と思える．

　癌発症には**加算説**がある（原因が幾つか加わると発症するとの説）．微生物による発癌の場合も，それら単独での作用で起こる場合もあるが，年をとる過程で他の発癌物質も加わり，生体の持つ免疫・修復機構で抑えきれなくなり発癌することも多いのではと考えられる．筆者は産業医でもあるので，微生物対策の他，**生活習慣**（食事や運動，ストレス等）や環境の汚染等に注意するよう指導している．

5. 診断と治療・予防

診断も細菌の場合と類似であるが，ウイルスが細菌よりもはるかに小さくて

PCR

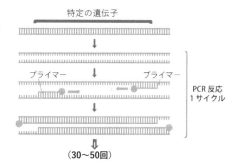

鋳型DNA（2本鎖）

高温処理で 1 本鎖とし，プライマーを結合させる．その後，DNA 合成酵素で，DNA を複製し，元と同じ 2 本差の DNA を 2 個作製する．

これを 30〜50 回繰り返すと，この 2 本差 DNA の数は相当量となり，電気泳動で検出できるようになる．

特定の遺伝子

プライマー　　　　　　プライマー

PCR 反応
1 サイクル

（30〜50回）

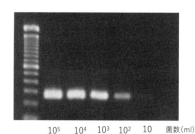

10^5　10^4　10^3　10^2　10　菌数(ml)

菌が100個/mlいると十分に検出できた．

増幅し検出したい特定の遺伝子の両端に特異的に反応できる 20 塩基ほどのプライマーを作製しておく．また，DNA を複製するために，その材料（4 種類の塩基）と高温で機能する合成酵素を用意し，図のように増幅する．増幅ができたかは，そのサンプルを電気泳動してバンドの出現で判定する．武士甲一氏が中心となり筆者らがボツリヌス毒素遺伝子の検出用に開発したデータを示す．なお，最近は電気泳動をせずに，機械が自動的にピークとして示し，かつ，試料（検体）の DNA の量も推察出来る方法（**リアルタイム PCR**）が開発され，こちらが主流となっている．

図3-4　PCRとイムノクロマト法

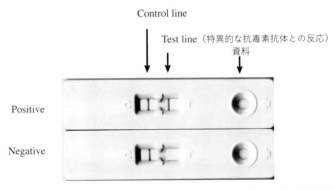

これも筆者らが開発したものである．資料を入れて20分もすると，毒素(抗原)が存在した場合には，特定の部に特異抗体と反応しラインが出現する (Test line)．この装置が正しく反応するかを見ているのがControl lineである．

図3-5　イムノクロマト法

光学顕微鏡では見えないことと，増殖には生きた細胞が必要で遅いことなどが注意点である．抗原であるウイルスの検出・同定には，ウイルスと特異的に反応する特異抗体を利用するのであるが，通常，この抗体を蛍光物質や酵素などで標識しておき，反応が目で見えるようにする (**蛍光抗体法，酵素抗体法**)．最近では，抗原・抗体反応物を濾紙上で泳動させた後に検出する**イムノクロマト法や**，そのウイルスに特異的な遺伝子が存在するかを，特殊な機械を使用して特定の遺伝子を増幅させた後に判定する**PCR法 (ポリメラーゼ連鎖反応)** がよく使用されている．特に後者は検体中にウイルスが50個も存在すると診断可能であるので，新型コロナの場合にも，どんどん改良され拡まった．

　その他，特異抗体価の上昇でも診断可能である．イムノクロマト法とPCR法の例としては，武士甲一氏らと一緒にボツリヌス毒素に関して開発したものを示した (図3-4, 3-5)．

　ウイルスに対する**治療薬**は，ウイルスが人の細胞内で増殖するので，なかなかよい薬が開発できない．しかしこれまで，ヘルペスウイルス (ウイルスDNAの合成を阻害)，C型肝炎ウイルス (ウイルスのタンパク質分解酵素の阻害など)，インフルエンザウイルス (ウイルスが細胞内で増殖後，放出される機構の阻害，ウイルス核酸合成阻害など)，AIDSウイルス (ウイルスRNAの逆転写の阻害) などによい薬が開発されている．新型コロナに対する薬も開発されているが，これ

に関してはコロナの項で説明した．また，ウイルスの増殖を抑制する**インターフェロン**も使用されるが，その産生機構は免疫の獲得機構と類似しているので，詳細は免疫の項で説明した．

　治療薬が少ないので，ウイルス感染症で最も大事なのはワクチン接種による**予防**である（感受性者を減らす）．ワクチンには**生，不活化，成分（コンポーネント）ワクチン**の他，新型コロナでは早急に，かつ，大量に作製できる**DNA**や**mRNA を用いた遺伝子ワクチン**が初めて使用されているが，これらについても，詳細は免疫やコロナの項で説明した．

第**4**章　真菌および寄生虫

1. 真菌

1-1　形態，構造と増殖

　真菌は細菌のような原核細胞ではなく，人の細胞と同じ**真核細胞**である．しかし，動物細胞とは異なり，植物や細菌のように細胞質膜の外側に**細胞壁**を持つ（その細胞壁の成分もキチンなど独特のもの）．また，植物とは異なり，光合成はせず，根・茎・葉の分化もない．形態には**菌糸型**と**酵母型**があり，どちらも**胞子（分生子）**を作り増殖するが，下記のような特有の**生活環**を持つ.

　胞子には**有性胞子**と**無性胞子**がある．**菌糸型**の場合，通常は無性胞子が発育＆分岐するが，いつまでも離れず**肉眼で見える巨大な菌糸体**となる（菌糸体は通常，**カビ**といわれるが，カビが肉眼で見えるのはこの理由による）．**酵母は分芽胞子**を形成し**出芽様式**で増殖する（増殖後，親から離れるので，肉眼では見えない）．時に，雌雄二つの菌糸が合体して**有性胞子**を作る．これらの代表例を図4-1に示した.

1-2　分類

　有性胞子の形成様式により接合，子嚢（しのう），担子（たんし）の3菌類（あるいは門）に分類されるが，有性胞子がまだ見つかっていない場合は，不完全菌類として分類される．無性胞子には上記の分芽胞子の他，その形態により6種類程がある．真菌の同定は，主にこれら胞子の形態や生活環から決定される.

1-3　感染と発症

　真菌による疾患は，表在性のものと，深在性のものに分けられる．代表的なものを表4-1にまとめた.

56

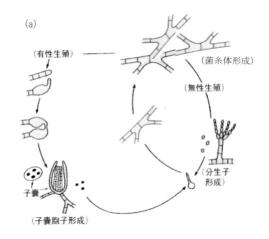

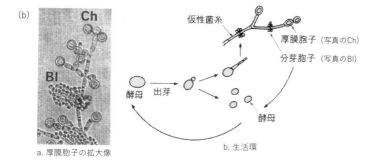

a. 厚膜胞子の拡大像   b. 生活環

(a) 子嚢菌類は通常は無性胞子（分生子）を形成し，分裂・増殖を繰り返し菌糸体となる．時に，有性生殖を行い子嚢胞子を形成する．
(b) カンジダは通常は酵母型で，出芽（分芽胞子）で増殖しているが，条件が悪くなると，仮性（偽）菌糸を作り，先端に厚膜胞子を形成する．
(b) の写真は西村和子氏ら提供

図4-1　子嚢菌類やカンジダの生活環と増殖

1）表在性真菌症

　まず，痒みや痛みなどの皮膚反応の強い**皮膚糸状菌症（白癬症）**や，皮膚や口腔の**カンジダ症**がある．前者は，白癬菌以外の菌でも感染するのであるが，全て白癬症といわれている．昔からある**頭部白癬（シラクモ）**，**頑癬（インキンタムシ）**，**足癬（水虫）**，**爪白癬**など（カラー図譜4）．この他，皮膚反応の弱い癜風，黒癬，砂毛などもあるが非常に稀である．

表4-1　真菌症（真菌感染症）の病型

1）**表在性真菌症：体表面（皮膚，粘膜）**
　痛みや痒みなどの皮膚反応の強い**皮膚糸状菌症（白癬症）**と反応の弱い癜風，黒癬，砂毛などがある．前者が大半で，これには**頭部白癬（シラクモ），頑癬（インキンタムシ），足（水虫）や爪の白癬症**がある．これらは，トリコフィトン（白癬菌），ミクロスポルム，エピデルモフィトンなどによるが，疾患名としてはいずれも白癬症という．
　その他，皮膚粘膜や口腔の**カンジダ症**や**耳真菌症（外耳道，鼓膜）**などがある．

2）**深部皮膚真菌症（深在性皮膚真菌症）**
　黒色真菌症やスポロトリックス症などの皮下真菌症や，**角膜真菌症**などであるが，上記の 1）とまとめて表在性真菌症と呼ぶことが多い．

3）**深在性真菌症**
　深部臓器，骨軟部組織の感染．真菌血症も含まれる．肺，脳，肝，腎など全身の臓器が対象となるが，深部臓器を対象としたものは**内臓真菌症**とも呼ばれる．これらは，**カンジダ，アスペルギルス，クリプトコッカス**などによるが，クリプトコッカス以外は**日和見感染型**である*．
　その他，アレルギーも関与する**農夫肺**，**夏型過敏性肺炎**，Organic Toxic Dust Syndrome などや，**マイコトキシン症／中毒**（麦角アルカロイドやアフラトキシンなど）がある．

　　＊海外には感染力の強い原発型の深在性真菌症があるので，これの日本国内への侵入には注意が必要である．

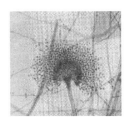
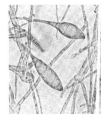
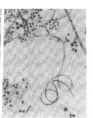

アスペルギルス　　　　　白癬菌
（横田憲治氏提供）

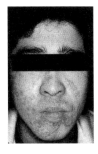
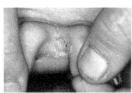
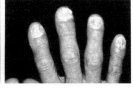

（橋本喜夫氏提供）カラー図譜参照

図4-2　アスペルギルスおよび白癬菌の無性胞子/菌体と白癬症

2) 深部皮膚真菌症（深在性皮膚真菌症）

外傷より皮下組織に感染する**スポロトリックス症**や**黒色真菌症**がある．その他，外耳や角膜などに感染するものもあるが，1），2）をまとめて表在性真菌症と呼ぶことも多い．

3) 深在性真菌症（深部（内蔵）真菌症）

世界的には，コクシジオイデス症，ヒストプラズマ症，ブラストミセス症など，感染力の強い疾患（**原発性感染型**）があるが，幸い日本には存在せず，**日和見感染型のカンジダ症やアスペルギルス症**が中心である．しかし，健常人にも感染するものとして**クリプトコッカス症**がある．カンジダは人の常在菌で，表在性（皮膚・粘膜）から腟や腸管内，肺などに感染する．アスペルギルスは土壌，食品等から感染することが多い．有名なのは**アフラトキシン**を産生する株に汚染された穀物の摂食による**肝臓癌**である．クリプトコッカスは**莢膜**を形成するので強靭である．**鳩の糞**などに存在し肺炎を起こすので，病院の窓辺に近づく鳩は危険である（コラム参照）．エイズの人に起こす**カリニ肺炎**の起炎菌も，原虫ではなく真菌であることが判明した．

4) その他，

アレルギーが原因となる**農夫肺**，**夏型過敏性肺臓炎**や**喘息**などや，毒素（マイコトキシン/上記のアフラトキシンや麦角アルカロイドなど）が中心のものもある．

アスペルギルス，白癬菌の胞子等を図4-2に示した．

1-4　診断と治療

診断は，菌を培養しその胞子の形態等から同定することが多い．人と同じ真核細胞なので，細菌に対する抗菌剤のようにはいかないが，細胞壁を持っていることもあり，最近はよい薬（特に軟膏）も開発されている．

コラム ―― 鳩やピーナッツは危険？

鳩の糞などにはクリプトコッカスが頻度高く認められる．また，穀物やナッツ類は，肝臓障害をきたすアフラトキシンを産生する *Aspergillus flavus* に汚染されやすい．英国では汚染されていたピーナッツを飼料としていた七面鳥が肝臓障害で多数斃死した．また，汚染穀物を摂食している特定の地域の住民に肝硬変や肝臓癌が多いと報告されている．クリプトコッカスの病原性は強い．病院の窓に鳩が飛来してきた時には，平和の使者ではなく，クリプトコッカスを運ぶ危険な鳥として，餌を与えたりせず追い払って頂きたい．

コラム —— カビの新たなる恐怖

　近年，胞子や菌体に対するアレルギーが原因で病気になることが多いことが分かってきた．以前から，カビの胞子などに対するアレルギー疾患として農作業後に発症する**「農夫肺」**が知られていた．同様にキノコ栽培者にも喘息や肺炎が認められることがある．梅雨のある日本では，*Tricosporon asahii*（トリコスポロン アサヒ）などによる**夏型過敏性肺炎**も認められる．2004年の中越地震の際，崩壊家屋などを処理していた人に，発熱，咳嗽，全身倦怠，呼吸困難などが起こる**肺マイコトキシン症**（pulmonary mycotoxicosis, Organic toxic dust syndrome）が発症した．これは一度に多数の菌体や胞子を吸入したため，毒素（マイコトキシン）や酵素，その他の代謝産物などにより，そのような（炎症）反応が惹起されたのである．ボランティアをする時も，この点に関する注意は必須である．近年多くなってきた**アレルギー喘息**の原因も，花粉よりはハウスダスト中のダニやカビが重要だとされる．さらに，カビはダニの餌にもなり，カビの産生する**揮発性有機化合物**も悪さをするという（シックハウス症候群の一原因）．古い家屋のみならず密閉した新築の家屋でも，部屋の掃除と換気，日光の利用などを心がけて頂きたい．また，現在は国際交流が活発なので，日本にはない原発性感染型の深在性真菌症の侵入に対する監視も重要である．

コラム —— キノコ（木の子）もカビの仲間；その毒性と効用

　多くのキノコは真菌の中の**担子菌類**に含まれる．胞子は有性生殖のみで作られ，通常は無性生殖をしない．キノコの場合，胞子が地面に落ち，地中で菌糸体を形成し，これらが合体（有性生殖）した後，胞子を作る**子実体**を空中に伸ばし，その先端部（担子器）で減数分裂をして**担子胞子**を形成する．子実体が非常に大きく，集合して肉眼でも見える傘状になったものが**キノコ**である．多くのキノコは落ち葉などを分解して栄養を得ている．また，松茸などは木の根と栄養を分け合った共生をしている．どちらにしても木と関連があり，キノコの語源は「木の子」である．

　日本には数万種が存在すると推察されているが，これまで名前のついているのは数千種であり，その中で**食用**および**毒**キノコと分類されるものがそれぞれ100種と200種ほどである．キノコは栄養を得るため，多くの消化酵素を産生・分泌しているので，生で食べたらほとんどが毒である．しかし，一部のものは加熱するとこれらの多くが壊れ食用となる．さらには，免疫を更新させ癌を抑制するものもある．加熱しても壊れにくく，その作用が人に害となるものを幾つか産生しているものが毒キノコ*となる．

* ツキヨタケ，クサウラベニタケ，テングタケが代表種で，それぞれの代表物（毒）はイルジン類，ムスカリンと溶血性タンパク質，環状ペプチドや不飽和結合を持つアミノ酸である．これらにより，最初は通常，嘔吐，下痢を呈するが，神経症状（流涎，よだれ），発汗，興奮，幻覚など）や脳を含む臓器障害を呈し，重症の場合は呼吸や循環障害も起き死亡する．古来，宗教儀式や戦いに行く前などに，多少幻覚作用のあるキノコを食べた人（民族）もいたとか．逆に人体によい成分を含むキノコもある．昔からサルノコシカケなどが有名である．ロシアでも古くからチャーガ（カバノアナタケ）と呼ばれるサルノコシカケの仲間の煮汁をお茶として服用しているが，抗炎症作用や抗癌作用があることが科学的にも報告されている．キノコとは関係ないが，緑茶もカテキンを含み，これをよく飲むお茶の先生は長生きといわれている．抗ウイルス活性もあるというので，これらを上手に服用するのもいいかも知れない（うがいもいいと思われる）．コーヒーに関しては善悪両方の報告があるが，抗酸化物質（ポリフェノール）やカフェインを含むこともあり，毎日3杯ぐらいまでならよいようである．カフェインの中枢刺激（覚醒作用）や利尿作用は有名であるが，抗菌作用は弱い．あまりいわれていないが，排便促進作用も筆者には効果大である．毎朝コーヒーを飲むと排便がスムースであり，これだけでも大腸癌の予防になるような気がしている．便秘気味の方には試して頂きたい．

2. 寄生虫

　寄生虫には単細胞の**原虫**と，多細胞の**蠕虫**がある．いずれも真核細胞であり，細胞壁は持たない．原虫は2〜50μm程の大きさであるが，蠕虫は数mm〜数mである．通常，その形態から分類されているが，それぞれ特有の増殖様式（生活環）を持っており，特定の中間宿主や終宿主に感染する．終宿主では有性生殖を行うが，原虫の中には無性生殖のみで増殖しているものや，有性と無性の生殖を繰り返すものもある．原虫は根足虫，鞭毛虫，繊毛虫，胞子虫に，蠕虫は線虫，吸虫，条中に分類される．感染経路としては，1）虫卵，幼虫（吸虫では幼虫はセルカリア→メタセルカリアと成長し成虫となる），シスト（生活環のなかで，寄生虫の周囲が頑固な膜で覆われたもの），オーシスト（一部の原虫が有性生殖後に形成するもので2倍体である）などによる経口感染，2）直接あるいは吸血昆虫を介して皮膚から感染する経皮感染，3）感染者との接触による接触感染，4）まれに経胎盤感染がある．

　WHOは重要な**熱帯病**として，ハンセン病，マラリア，トリパノソーマ症，リーシュマニア症，住血吸虫症，フィラリア症を指定しているが，ハンセン病以外は寄生虫疾患である．日本でも，4類感染症にエキノコックス症とマラリアを，5類感染症にアメーバ赤痢，クリプトスポロジウム症，ジアルジア症を

表4-2　原虫症

1) **マラリア**
   ハマダラカ内で増殖した原虫(オーシスト/この場合はスポロゾイト)は吸血の際に人体内に入り，まず，肝臓で増えメロゾイトとなる．次いで赤血球内で増え，メロゾイトの他，雌雄の生殖母体が形成される．その後，再度，蚊に取り込まれ，蚊の中で雄，雌の生殖母体が合体し（有性生殖），子孫が形成される．**熱帯熱，三日熱，四日熱**などの種類があるが，これは赤血球内での発育周期による．

2) **クリプトスポリジウム症，3) ジアルジア症（ランブル鞭毛虫症）**
   牛などの家畜の排泄物で汚染された水を介して人に感染．クリプトスポリジウムは塩素にも強く，消毒不十分な水道水からの感染も認められる．

4) **アメーバ赤痢**
   感染型原虫（シスト）が小腸で栄養型（トロフォゾイト）になり，大腸粘膜に侵入する．
   2)，3) は水溶性下痢，4) は粘血便．3)，4) は肛門を用いた性交などでも感染する．いずれも免疫不全者は重症化する．

5) **トキソプラズマ症**
   猫の糞便中に排泄された，あるいは豚，鶏の筋肉中に存在する感染型原虫（オーシスト）による．先天性感染も起こす．

6) **トリコモナス症**
   腟，外陰，尿道に炎症を起こす．パートナーとの同時治療が必要．

表4-3　蠕虫症

1) **エキノコックス症**
   条虫の幼虫（包虫）により嚢胞が肝臓に形成されるもの．嚢胞が多数集合している**多包虫症**と，孤立して形成される**単包虫症**があるが，北海道に発生するのは前者．礼文島でネズミ退治と毛皮確保の為，千島からキツネを購入したところ本症が持ち込まれた．その後，海を超え北海道本島にも拡がった．通常はキツネ–ネズミ間で発症しているものが，人や犬に拡がったのであるが，ヒトがキツネ（や犬）の小腸に寄生する成虫より排出された卵を摂取すると，5～10年で発症する；キツネやイヌは**終宿主**であり、ネズミやヒトは**中間宿主**。虫は中間宿主を激しく攻撃するのである．単包虫症は羊などの家畜由来．

2) **アニサキス症**
   現在，日本国内の食虫毒の件数では一番多い（次のコラムを参照のこと）．

3) **吸虫症など**
   魚やザリガニ，スッポン，野生動物の肉などを介して感染する．

4) **回虫症，鉤虫症，鞭虫症など**

5) **フィラリア症（糸条虫症）**
   吸血性昆虫により媒介される．犬では心臓に寄生する**イヌフィラリア**が有名であるが，蚊などによりヒトにも感染する．

6) **住血吸虫症**
   日本住血吸虫症；かって山梨（甲府）や広島などで発生していたもので，ヒトより排出された卵はミヤイリガイを中間宿主として増殖し幼虫(セルカリア)となる．これが哺乳類の皮膚より感染し，親となり，肝門部で増殖し排卵する．患者は皮膚炎の後，肝硬変，黄疸，腹水などを示す．

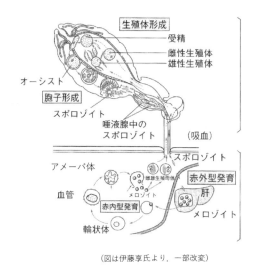

生殖体形成
- 受精
- 雌性生殖体
- 雄性生殖体

オーシスト

胞子形成
スポロゾイト

唾液腺中の
スポロゾイト

（吸血）

スポロゾイト

アメーバ体

血管

継続生殖母体

メロゾイト

赤内型発育

輪状体

赤外型発育

肝

メロゾイト

蚊の体内；
人体内で形成された雄雌の生殖母体が，蚊の体内で合体しオーシストが形成される．次いで，スポロゾイトが形成され唾液腺へ移動し，吸血により人の体内へ．

人の体内；
吸血により体内に入ったスポロゾイトは肝臓で増えメロゾイトとなる（赤外型発育）．その後，赤血球内で増え（赤内型発育），雌雄の生殖母体が形成される．これは再度，蚊に取り込まれ，上記のように進む．なお，メロゾイトが赤血球内に侵入した時は，輪状体，アメーバ体という形になる．

（図は伊藤享氏より．一部改変）

図4-3　マラリア原虫の生活環

指定している．海外との交流が頻繁な現代，日本に常在しないものに対する注意を怠ってはいけない．代表的な疾患を表4-2，4-3に，また，マラリアの生活環を図4-3に示した．さらに，アニサキスや日本住血吸虫症に関してはコラムで紹介した．なお，寄生虫感染に対しては，好酸球とIgEが重要である．

コラム —— マラリアと血液型

　赤血球は核やHLA（これは人の組織適合抗原であり，免疫獲得や臓器移植の際に重要な働きをするものであるが，詳細は免疫の項を参照）を持たない．しかし多数の型物質があり，これにより多くの型に分類されているが，最も有名なのは**ABO型式**である．HLAは白血球の抗原・型と捉えられ，疾患との関係は科学的に証明されてきた．ABO型も性格や疾患感受性との関係が昔から論じられてきたが，最も信頼性のある（？）のはマラリアとの関係である．A，B抗原というのは赤血球の膜に存在する特定の**糖脂質**である．O型の人はこれらの抗原を持たず，逆にこれらの特異抗体を持つ．マラリアの場合，この抗原を**レセプター**として認識し感染が亢進するのではと，逆にこの抗原に対する抗体を持つO型の人には感染しにくいと考えられている[*]．類似のことが呼吸器や腸管の細胞でも起き，それぞれの微生物に対する感染性に影響することが指摘されている（新型コロナでも，O型の人は感染・重症化し難いとの報告もある）．これにより，マラリアの頻発する国

では，O型の人のマラリアによる死亡は少ないので，結果的にO型の人が多いといわれる．

　筆者はO型である．輸血の際には不利だなと思っていたが，マラリアや新型コロナなどに抵抗性が少しでも高いのであればと，少し微笑んでいる．しかし，別の疾患では逆のこともあるかもしれない．

---

* 2015年5月，Nature Medicine に，熱帯熱マラリア原虫がA型の赤血球を強く凝集させる（O型には弱い）特殊なタンパク質（RIFINs）を産生していることが明らかになり，A型の人がマラリアに感染・重症化しやすい原因ではと報告されている．なお，マラリアは熱帯地方のみならず広く世界的に土着性のものが認められている．現在，中国や韓国では三日熱マラリアの発症がある．日本にも類似のものが存在していたが，蚊の駆除等により消滅した（平清盛は高熱で死亡したが，マラリアによるものではとの説もある）．

コラム —— アニサキス症

　アニサキスは線虫の一種で，その幼虫は，長さ2〜3cm，幅は0.5〜1mmくらいで，白色の少し太い糸のように見える．幼虫は，**サバ**，アジ，サンマ，**カツオ**，イワシ，サケ，イカなどの魚介類に寄生しているが，寄生している魚介類が死亡し，時間が経過すると内臓から筋肉に移動

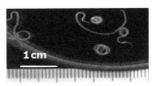

（写真は厚労省資料より）

する．汚染された生の魚を食べた数時間後に，幼虫が人の胃や腸の粘膜に潜入するので，激痛，悪心，嘔吐が出現する*．内視鏡等の普及により，その診断・治療が向上し，**日本の年間食中毒の件数としては一番**となっている．

　アニサキスの一生は以下のような食物連鎖である．成虫はクジラやイルカの胃に寄生し産卵する．卵は宿主の糞と一緒に海に排泄され幼虫となるが，オキアミなどに摂食され，その消化管の中で成長する．これをイカや魚が食べ，さらにこれらをクジラが食べると成虫になる．人が幼虫に汚染された魚などを生で食べると発症するのであるが，これを防ぐのが**加熱処理**や**冷凍保存**である（70℃以上での加熱や，-20℃以下で1日以上の保存）．また，養殖の魚にはアニサキスはほとんどいないことや，九州や日本海に多いアニサキスは，太平洋の魚に寄生するアニサキスよりもその発症率が1/100ほど低いといわれているので，日本海で養殖した魚を食べるのが安全であるようだ．

---

* 通常は胃だが，消化管から外に出た「腸管外アニサキス（腹膜炎など）」も稀にはある．激痛はアニサキスに食いつかれた胃壁などが痙攣的に動くために起こる（通常は胃の中に数日いると死亡する．元気のよいアニサキスが苦し紛れに食いつくのであろうか）．アニサキスの他，ヒラメや馬刺しの摂食後2時間ほどで下痢と嘔吐を伴う寄生虫疾患も

64

報告され，2011年6月より**寄生虫性食中毒**に加えられた．これらでは，腸管に達した寄生虫が特定の病原タンパク質を放出することなどによる．やはり生食は危険なようだが，魚の切り身に高圧の電流を一瞬流し，アニサキスやその他寄生虫を**感電死させる**技術が開発され，「**パルス電流殺虫技術研究会**」が設立された（2022年4月）．今後，食材の衛生管理に利用され得る方法で，大いに期待されている．

コラム —— 日本住血吸虫症

　この寄生虫の発見とその対策には，長年に渡る多くの人の情熱と努力が必要であった．かつて山梨（甲府盆地）や広島などでは，水耕作業の後，手足などに皮膚炎が起こり，次いで発熱，下痢，肝硬変，黄疸，腹水（はらっぱり）などが出現する風土病があった．本病の解明は，本病で亡くなった**杉山なかさん**（54歳）の**死体解剖御願**（1897，明治30年）から始まる．解剖により，肥大化した門脈部に大きな虫卵が認められた．同様の解剖を猫で行ったところ，今度は卵と共に新規の虫体も発見され，**日本住血吸虫**と命名された（これらの研究は，甲府の**三神三朗氏**と岡山医専の**桂田富士郎氏**が中心）．その後，

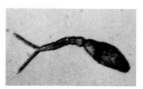

セルカリア
（長さは0.2mm程）

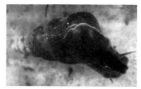

ミヤイリガイ
（長さは8mm程）

（写真はWikipediaより）

感染経路としては，排出された卵が，まず，その地方で棲息している貝を中間宿主として幼虫（**セルカリア**）になり，次いで人に経皮感染することが九州帝国大学の**宮入慶之助氏**らにより解明され，貝は**ミヤイリガイ**と命名された．この病気撲滅に関しては様々な方法が試みられた．貝は繁殖力が強く大変であったが，駆虫薬や消毒薬（生石灰など）の利用，村総出による貝取り，下水や糞尿処理の改善，さらには用水路のコンクリート化などによりようやく壊滅できたのである．私はかつて岡山大学で勤務していたが，医学部には桂田先生の銅像があった．研究で疲れた時には，先生の銅像を密かにお参りし，気力を頂いていた．自分の死体解剖を希望された杉山さんと，これらの先生方のおかげで本症は解明されたのである．皆さんに心より感謝＆合掌！

第5章 感染と免疫

　発症を理解するために，宿主の防御機構で掲げた**免疫**について説明する．免疫とはその字が示すように，**病（疫）を免れる**ことである．このためには多くの種類の**免疫細胞**が関与し，お互いに**サイトカイン**というホルモンのようなもので連絡しあいながら，システマテイックに微生物に対峙している．その流れは，まず，体内に侵入してきた多くの非自己（異物，これを抗原という）を認知し，悪い物はその場で殺す（貪食）．その他，異物が侵入してきたぞと警告を発し（抗原提示），他のシステムでその抗原だけを**特異的**に処理できるようにする．さらに，その相手を**記憶**しておき，後日，再度その異物が侵入してきたら，素早く処理するのである．これが免疫の流れであるが，前半の非特異的に抗原の貪食，提示などをするシステムは**自然免疫**と，後半の特異的に特定の抗原だけと戦うシステムは**獲得免疫**といわれる．以下，これらの詳細と，近年発見された**Tool-like receptorによる抗原のパターン認識**（これも自然免疫に属する）についても説明する．

　看護学校等で免疫の講義をすると，多数の専門用語を用いて複雑な反応を説明するので一番嫌われる．私自身も細菌学者であり，詳細な最先端の免疫学は理解していないが，疫病を理解しこれと戦うために必須であると思う点を，なるべくわかりやすく記載したつもりなので，熟読して頂きたい．

1. 免疫（担当）細胞

　免疫細胞は骨髄で形成された後，骨髄および胸腺を介して分化・成熟され，リンパ組織（リンパ節，リンパ腺や脾臓など）を拠点として全身に存在する[1]．血中には同じく骨髄で形成された**赤血球**（酸素や炭酸ガスを運搬）や**血小板**（血液凝固に関与）も存在するが，これ以外の免疫に関与する細胞は白血球と呼ばれる（図5-1）．白血球には肥満細胞や顆粒球（好中球，好酸球，好塩基球），マクロファージ，樹状細胞，リンパ球（骨髄および胸腺でそれぞれ成熟した**B細胞**と**T細胞**がある．ここでは細胞とリンパ球を同じ意味で使用している）などが存在

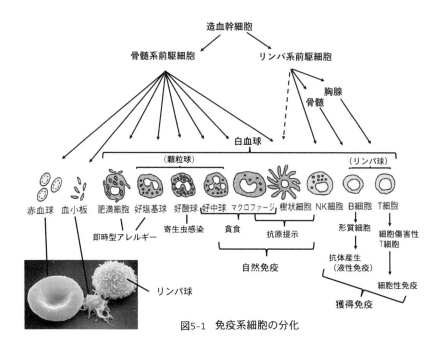

図5-1 免疫系細胞の分化

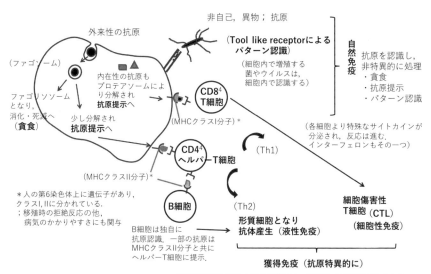

図5-2 自然免疫から獲得免疫へ

するが，それぞれ特有の機能を持つ．肥満細胞と好塩基球は即時型アレルギー
に，好酸球と，後述のIgEは寄生虫感染に関与する．好中球とマクロファージ
は**貪食**を，マクロファージと樹状細胞は**抗原提示**に関与しており[2]，この貪食
や抗原提示をすることを**自然免疫**という．抗原提示細胞は情報を図5-2に示し
た方法で**Bリンパ球**や**Tリンパ球**に伝えるが，B細胞は**形質細胞**（plasma cell）
となり**抗体**を産生し**液性免疫**を，T細胞は**細胞傷害性T細胞**（あるいは**細胞傷害
性Tリンパ球**cytotoxic T lymphocyteと呼ばれCTLと略表記される．時に**キラー細胞**

1　全身には血管とリンパ管がくまなく分布して，前者は栄養，酸素と炭酸ガスの運搬などを，
　後者は免疫を主に担当している．リンパ管の始発は毛細血管より漏出した液などを集めた
　ものであり（従って老廃物や水分の調節機能もある），これが心臓のほうへ向かい，**胸管**
　を介して大静脈に入り再び血管系と連絡している．この間に多くのリンパ節やリンパ腺が
　あるが，ここが免疫細胞の拠点であり，各細胞はここで成熟し機能を発揮する（ここにも
　血管系は出入りし，互いの交流はある）．**好中球**はここを出，体内をパトロールしている
　兵隊であり，最初に異物に反応する．マクロファージは通常はここや臓器で待機しており，
　好中球の攻撃を免れたものに作用する．また，必要に応じ現場に行き好中球を助けると共
　に，現場の掃除（片付け）などをする（組織に留まっているマクロファージは**組織球**とも
　いわれる．組織に留まる前の血中に存在するものは**単球**といわれるが，これも貪食能は強
　い．また，血中の異物は脾臓でも処理される）．**樹状細胞**は主に皮膚に存在し抗原提示を
　行う（これは**ランゲルハンス細胞**とも呼ばれる．カラー図譜2．特に外来微生物が侵入し
　てくる口腔，消化管，気道，生殖器の粘膜にはリンパ系が発達しており，**粘膜関連組織**
　（**MALT** mucosa-associated lymphoid tissue）と呼ばれ，後述するIgAの産生も誘導して
　いる．腸管のMALTは特に**腸管関連リンパ組織**（**GALT** gut-associated lymphoid tissue）
　と呼ばれるが，フリーの免疫細胞の他，腸管上皮の間にリンパ節に類似の**パイエル板**があ
　る（管腔に面して**M細胞**という貪食細胞があり，その下にB，Tリンパ球が多数控えてい
　る）．上気道では，口蓋，舌，咽頭等に大きなリンパ腺（**扁桃**）を持ち，全体として輪状
　を形成して対応している（各論の呼吸器の項を参照）．また，下気道では気管支系のリン
　パ節に加え，肺には**肺胞マクロファージ**が存在する（肝臓には**クッパー細胞**と命名された
　マクロファージが存在する）．
2　外来抗原を貪食・破壊する場合は，レセプターを介して異物を取り込み食胞（**ファゴソー
　ム**）を形成する（この方法は**ファゴサイトーシス**と呼ばれる）．その後，細胞内に存在し
　ていた**リソソーム**と融合し**ファゴリソソーム**となり，異物の分解・破壊が始まるが，これ
　にはリソソーム由来の**リゾチーム**や**デフェンシン**などによるものと，酸素を活性化させて
　産生した**活性酸素**（O_2^-や・OHなど）によるものがある．ウイルスなど細胞内に存在す
　るものはこの系とは異なるシステムで分解されるが，どちらの系でも，一部の分解物は異
　物として**抗原提示される**（図5-2参照）．ファゴサイトーシスは後述する毒素などが細胞
　内に侵入する**エンドサイトーシス**と類似の機構と考えられる（異物の侵入/取り込みの機
　構であるが，エンドサイトーシスの場合は，エンドソームはリソソームと結合せず，毒素
　などは破壊されることなくエンドソームから細胞質へ脱出し，標的に作用する）．なお，
　スーパーオキシドによる異物の破壊は，時に自分の細胞に向かうこともあり，これにより
　結核時の空洞形成や生活習慣病などを起こすこととなる（前述のサンゴの白化現象や，後
　述の結核の項を参照）．

ともいわれる）となり**細胞性免疫**を行う．この液性免疫と細胞性免疫を**獲得免疫**という．その他，上記の通常のT細胞（$\alpha\beta$レセプターを持つので，$\alpha\beta$T細胞と呼ばれる）とは異なるレセプターを持ち，ガン免疫などに関与する**NK細胞**（natural killer cell；T細胞系で自然免疫系に属する）[3]や$\gamma\delta$T細胞がある（$\gamma\delta$レセプターを持ち，皮膚や消化管など外来抗原の侵入部位に多く存在し，感染免疫に関与していると考えられている）．

2．自然免疫から獲得免疫へ

先述のように異物（非自己，抗原）が体内に侵入すると，**貪食**や**抗原提示**が起こる（**自然免疫**）．近年，これらの細胞はその表面および内部に異物を**パターン認識するトール様受容器**（Tool-like receptor，**トール様レセプター**）を持っていることが判明した[4]．従って，従来の抗原提示に加えこの機構でも異物を認知し，シグナルを出して獲得免疫を誘発するのである．

リンパ球には**Tリンパ球**と**Bリンパ球**がある．これらはその形態からは分類できないが，細胞表面に持つ特殊な抗原（**CD抗原**，**マーカー**）や機能により分類される．Tリンパ球で重要なのは，CD4$^+$細胞とCD8$^+$細胞である．前者は分化・成熟し，免疫を亢進する**ヘルパーT細胞**や，逆に抑える**制御性T細胞**となる．ヘルパー細胞には細胞性免疫に向かわせる**Th1細胞**と，液性免疫に向かわせる**Th2細胞**がある．Th1細胞により刺激されたCD8$^+$Tリンパ球は**細胞傷害性T細胞**（**CTL**）となり**細胞性免疫**を，Th2細胞に刺激されたB細胞は**形質細胞**となり**抗体**を産生し**液性免疫**を行う．大変複雑ではあるが，これらの流れを図5-2に示した．

実は，マクロファージや樹状細胞による**抗原提示の仕組み**は，上記よりもっと複雑である．ヒトの赤血球を除くほとんどの細胞は**主要組織適合複合体**

3　NK細胞とは natural killing をする（CTLとは異なり，特に刺激をしなくても癌細胞などを殺すの意味）大きなTリンパ球であり，細胞質には殺すために必要と思われる小胞体や顆粒を多く持つ．このような定義であるが，I型インターフェロンや炎症性サイトカインにより，より活性化される．抗体のFc部分に結合し**抗体依存性細胞傷害**（antibody-dependent cellular cytotoxicity, ADCC）も起こす（後述の図5-6, 5-7を参照）．

4　微生物に存在する**繰り返し配列**（例えば細菌細胞壁やウイルス核酸の構造など）を**パターン**として認識する．トール様受容器（TLR）には9種類あり，細胞外からの異物と細胞内に存在する異物（ウイルスなど）に反応するものに分けられる．さらには類似の機能をもつ幾つかのものが知られている．ウイルスの増殖を抑制するインターフェロン（IFN）の産生もこの機序による．詳細は次のコラムに記載した．

（MHC, major histocompatibility complex）を持ち，自己と非自己の識別をしている．これは非自己の臓器を移植すると起こる拒絶反応の原因を解析して判明されたもので，ヒトの場合は**HLA**（human leukocyte antigen）と呼ばれる．この遺伝子は第6染色体上にあり，これは**クラスI**（HLA-A, B, C）とクラスⅡ（HLA-DP, DQ, DR）に分けられる．各遺伝子を両親から受け継ぐため非常に複雑であるが，移植の際にはHLAのタイプの合うものがよい（拒絶されない）．抗原提示の際にもこのHLAが関与している．**クラスⅠ分子あるいはクラスⅡ分子に，分解された抗原が結合し，細胞表面に移動・発現したものを，それぞれCD8⁺Tリンパ球やCD4⁺Tリンパ球（ヘルパーT細胞）のレセプターが認識する**のである；外来抗原はリソソームで分解されクラスⅡ分子と，ウイルスなどの内在性の抗原はリソソームとは異なるプロテアーゼ複合体（プロテアソーム）で分解されクラスI分子と結合する．その後，CD8⁺Tリンパ球はヘルパーT細胞（Th1）により活性化され，**細胞傷害性T細胞**（CTL）となる．**B細胞**はその表面に通常の抗体と類似の膜型抗体を持ち（これを**B細胞のレセプター**という），これで特定の外来性抗原を認知する．その後，細胞内で分解し，クラスⅡ分子と一緒にヘルパーT細胞に**抗原提示**し（従って，B細胞は抗原提示細胞でもある），このヘルパーT細胞（Th2）からの刺激で**形質細胞**へと分化し**抗体を産生**する（後述の利根川氏の業績を紹介したコラムも参照）．このことから，免疫が関与している病気の際には，その**HLAを解析する**ことにより，**どのような病気にどの程度かかり易いかが推察される**ことが多い（新型コロナに対する免疫の項でも少し説明する）．なお，外来抗原はクラスⅡ抗原と結合するためか，HLAクラスⅠは体のほぼすべての細胞に存在するのに対し（赤血球にはない），HLAクラスⅡは限られた免疫担当細胞にしか存在しない．

　さらに近年，貪食とは異なる**オートファジー**（**自己貪食**）という機構でも，不要になったものや異物を処分していることも判明した．色々な方法があるが最も多いのは，まず，これら不要の物を脂質の膜で覆い小胞を形成し，次いでこれをリソソーム（動物細胞）や液胞（植物細胞）と融合させ，それらが持つ酵素で分解する方法である．リソソーム酵素を利用する点は上記のファゴサイトーシスと同じであり，時には微生物も処理する．異物には色々な仕組みを使用して対処しているわけで，本当によくできていると思われる．後述するように，大隅良典氏はオートファジーの仕組みを解析しノーベル賞を受賞している．ファージやファジー，ファゴサイトーシスというのはギリシャ語のphagos（食べるもの）が語源である．**マクロファージ**は"大きな食べる（貪食）細胞"であり，ウイ

70

ルスの一種である**バクテリオファージ**というのは"細菌を食べる（感染する）ウイルス"という意味である.

3. インターフェロン；発見とその産生&作用機構

　体液中に存在するウイルスの増殖を抑制（干渉）する因子として40頁の表2 -4に示したが，ここでその詳細を説明する．これは1954年に長野泰一氏らと，1957年に英国のIssacs（アイザックス）らにより発見された**糖タンパク質のサイトカイン**であり，前者は"**ウイルス増殖抑制因子**（*Inhibition factor*）"，後者は"Interferon"と名付けたものであるが，現在は後者の**インターフェロン**（IFN）という名前が用いられている.

　免疫細胞（T細胞，NK細胞，マクロファージ，樹状細胞など），繊維芽細胞，ウイルス感染細胞などは，**IFNの産生細胞**である．これらの細胞では，**誘発物質**により刺激されIFNを産生する．産生されたIFNはそれぞれのレセプターを持つ**標的細胞**に作用し，各種のタンパク質を活性化あるいは合成し，その特異的な作用によりウイルス増殖過程を阻害し**抗ウイルス状態**とする．他方，免疫細胞などにも作用し，**免疫の活性化や抗腫瘍活性**なども発揮する（図5-3）．IFNにはI型（αやβなど），Ⅱ型（γ），Ⅲ型（λ）などがあり上記の作用をするのであるが，どのタイプのIFNが産生されるかは，産生細胞の種類や誘発物質の異なりにより決定される．誘発物質が**ウイルスや細菌の構成成分**の場合は，抗原提示細胞である**樹状細胞などのトール様受容体**（TLR）で認識され[5]，特に**I型IFN**の産生を起こす．I型（とⅢ型）は**抗ウイルス活性が強い**ばかりでなく，**NK細胞を活性化して抗腫瘍活性も示す**．Ⅱ型は**抗原やマイトジェン**（変異物質）などにより誘発されたNK細胞やT細胞から産生され，抗ウイルス活性は

5　トール様受容体（TLR）などのおかげで，上述のように獲得免疫を確立するのみならず，IFNも産生して**ウイルス感染や癌などに対処している**のである．オートファジーの時と同じように，通常の免疫と関連はしているが，独自の領域もあるので，ここでも生命の多様性には驚かされる．なお，長野先生は北大・細菌学講座出身で筆者の大先輩である．IFNの発見は長野先生の方がアイザックスより早いのであるが，"命名"の違いから大いに損をしているようにも思えるので，ここでもこの点をしっかりと説明した．現在，治療によく用いられているI型IFNは，天然のものよりもより効果が出るように作られた**リコンビナントタンパク質**であり，かつ，**ポリエチレングリコールが結合**されて，その作用が長期間続くようになっている．なお，新型コロナでは重症化する一つの要因として，新型コロナの感染によりインターフェロンに対する抗体が産生されることが報告されているが（産生された抗体によりインターフェロンの機能が低下し重症化する），この点に関しては後述する.

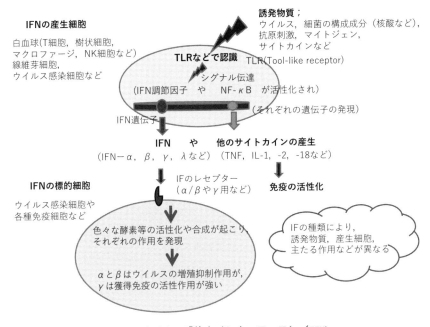

図5-3　ウイルス感染とインターフェロン（IFN）

弱いが，免疫細胞に作用し**マクロファージや獲得免疫を活性化**させる（従って，抗腫瘍活性も示す）．これらのことから，現在，I型IFNはB型，C型肝炎や皮膚悪性黒色種などの治療に用いられているが，今後とも，IFNの応用が期待されている．

4. 液性免疫と細胞性免疫

　形質細胞が産生する抗体は，血液の中のγグロブリン分画に存在するので，抗体は**免疫グロブリン**（Ig）あるいは**γグロブリン**と，また，その抗体が行う免疫機構は**液性免疫**といわれる．これに対し，**細胞傷害性T細胞（CTL）**が行う免疫機構は**細胞性免疫**といわれる．抗体にはIgG，M，A，D，Eの5種類（クラス）があるが，通常，感染免疫に重要なのは**IgG，M，A**である．IgG（およびIgDやIgE）はY字の形をしており，長い重鎖と短い軽鎖よりなる（**図5-4**）．Yの先端の2本の手は抗原に応じて構造が変化するので**可変部（Fab）**と呼ばれるが（この部で特定の抗原と反応する），それ以外の部分は変化しないので**定常**

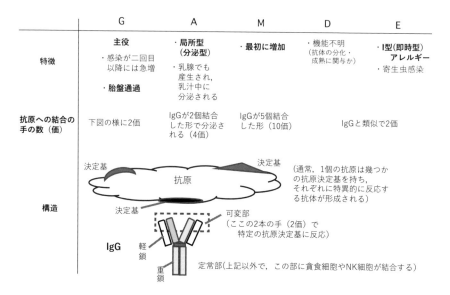

	G	A	M	D	E
特徴	**主役** ・感染が二回目以降には急増 **・胎盤通過**	**・局所型 （分泌型）** ・乳腺でも産生され，乳汁中に分泌される	**・最初に増加**	・機能不明 （抗体の分化・成熟に関与か）	**・I型（即時型） アレルギー** ・寄生虫感染
抗原への結合の手の数（価）	下図の様に2価	IgGが2個結合した形で分泌される（4価）	IgGが5個結合した形（10価）		IgGと類似で2価

図5-4　抗体（イムノグロブリン；Ig）の種類と性状

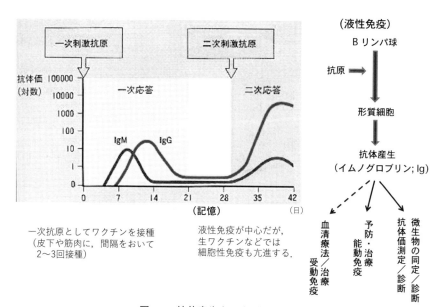

図5-5　抗体産生とワクチンの原理

液性免疫

細胞外に存在する菌，ウイルス，毒素などの抗原決定基に，抗体が特異的に反応する．その部分が毒素の活性や，毒素や微生物の標的細胞のレセプターへの結合などに関与している場合は，それらを中和／不活化することとなる．

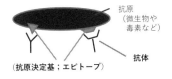

抗原
（微生物や
毒素など）

抗体

（抗原決定基；エピトープ）

細胞性免疫

まず，抗体が反応し，次いで，貪食細胞やNK細胞，あるいは補体が反応し細胞を傷害する．（前者をADCC，後者をCDCという）

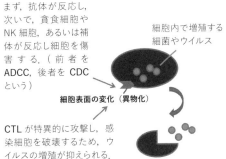

細胞内で増殖する
細菌やウイルス

細胞表面の変化（異物化）

CTLが特異的に攻撃し，感染細胞を破壊するため，ウイルスの増殖が抑えられる．

上記のCTLの攻撃を免れて放出されたものを，（活性化された）マクロファージが貪食・処理．

図5-6　液性免疫と細胞性免疫；異物を特異的に排除（鍵と鍵穴の関係）

部（Fc）と呼ばれる．しかし，定常部の異なりによりIgG〜IgEの5クラスに分けられる．IgMやIgAはこのYがそれぞれ5個，2個集まっているので，10本と4本の抗原と結合できる手を持つ．

　抗原が侵入してくると，まず10本の手を持つ**IgM**が，その後，**IgG**が産生される[6]．記憶細胞はこの抗原を記憶しておき，同じ抗原が再度侵入してきた時には，今度はIgMを産生する前に，IgGが即座に大量に産生される（**図5-5**）．従って，IgGが免疫の主体と考えられるが，この抗体のみは**胎盤通過可能**で，胎児の免疫にも関与している．**IgA**は分泌型で，消化管や気道など局所の粘膜

6　抗体は抗原に存在する**抗原決定基（エピトープ）**と命名された特定の部位に対して形成される．通常の抗原は幾つかの抗原決定基を持つので，それに応じた数の抗体が産生される．これを**ポリ（多）クローナル抗体**という．他の動物で作製した抗体による治療（血清療法）の場合は，その抗体自体が非自己（異物）であり，1度使用すると記憶され，2度目にはアナフィラキシー（次のアレルギーの項を参照）となるので，同じ動物で作製した抗体は生涯に1回しか使用できない．近年，遺伝子工学の手法を用いて，1つの抗原決定基のみに反応する抗体の作製（これを**モノ（単）クローナル抗体**という）がマウス等で確立された．更に最近では，アナフィラキシーを誘発しないヒト型のモノクローナル抗体の作製も可能となり，これを人工的に作製し治療に用いている（図5-5）．後述する新型コロナの際も，ヒト型モノクローナル抗体が治療に用いられている（2種類以上の抗体を同時に使う場合は，**抗体カクテル療法**といわれる）．

細胞から分泌され，その場の免疫に関与している．IgDの機能の詳細はまだ不明であり（抗体の分化に関与か），**IgEは寄生虫感染と，後述するように即時型アレルギー（I型アレルギー）に関与している．これら抗体は血中など細胞外に存在する抗原に反応し感染を予防するのであるが，細胞内で増殖するウイルスや菌には反応できない．このような場合は細胞性免疫**が重要である．ウイルスが細胞内で増殖すると，その感染細胞の表面（細胞質膜）が変化する．CTLはこれを認知し，細胞膜を傷害し増殖したウイルスを外に放出し，次いでこのウイルスをマクロファージなどが処分する（図5-6）．さらには，細胞表面の変化にまず抗体が反応し，次いでこの抗体のFc部分に，Fcレセプターを持つマクロファージや好中球，NK細胞が結合して感染細胞を傷害する**抗体依存性細胞傷害**（antibody-dependent cellular cytotoxicity，ADCC）も起こる．さらには類似の現象であるが，貪食細胞やNK細胞ではなく，抗体の機能を補助するということで**補体**（complement）と命名されたものが来て，感染細胞の膜を破壊することもある（**補体依存性細胞毒性**，complement-dependent cytotoxicity；CDC）．これらに関しては次のコラムや図5-7も参照のこと．

　液性，細胞性免疫とも，抗原との反応は**特異的**である．従って，患者さんの血中の特定の抗原に対す**抗体価を測定**することにより，あるいは，病巣部などに特定の抗体に反応する**抗原を証明**することにより**診断**することができる．毒ヘビなどに噛まれた場合は，その毒素が作用する前に不活化（毒性の中和）したい．このような時には，他の動物で作製された抗毒素抗体（血清）を注射するが，これを**血清療法（受動免疫）**[7]という．

7　他の動物（通常は馬）で作製されたものなので，一度使用すると異物として"記憶"される．従って，その動物種による血清療法はもうできない（アナフィラキシー反応を起こす）．

コラム——免疫の名脇役；補体，貪食細胞，NK細胞
　異物を処理する作用等を亢進させるものとして，血中には**補体**（complement）というものもある．9つの成分（C1〜C9）からなり，微生物の膜成分や特殊な糖鎖，あるいは抗原抗体反応により活性化され，感染部位に白血球を呼んだり（白血球の**走化作用**），微生物をより食細胞に貪食されやすくしたり（**オプソニン作用**），さらには，微生物や細胞の**膜を破壊し**死滅させる．**オプソニン作用や膜傷害**に関しもう少し説明する．好中球やマクロファージなどの**貪食細胞**は，補体の一部（C3）や抗体の一部（Fc）に対する**レセプター**を持つ．従って，異物（抗原）に

抗体や補体が結合すると，単独の異物よりも容易に捉えやすくなる（図5-7）．この抗体や補体の効果を**オプソニン作用**という．細胞傷害活性を持つNK細胞も抗体のFc部分に結合できるので，前述の**ADCC**（**抗体依存性細胞傷害**）が起こる．補体も細胞の膜を破壊できるので，抗原が細胞の場合，抗原・抗体反応物に結合して**補体依存性細胞毒性**，complement-dependent cytotoxicity；CDC）を示す．貪食細胞やNK細胞は普段からその機能を発揮しているが，大事な時にはさらに活性化されその機能を更新し抗体やCTLを助けている．しかし，これが悪い結果を生むこともある．B型，C型ウイルスによる肝炎は，CTLの作用やこのような機序で多くの肝細胞が傷害されるために発症するのである．また，他の抗原や時には自己の細胞にも反応し，次で述べるⅡ型〜Ⅳ型のアレルギーや自己免疫疾患を発症する．

5. アレルギーやその他の異常反応

　ここまで説明してきたように，免疫担当細胞は互いに連絡し合い，総合的にかつ特異的に抗原を処理しているのであるが，時にエラーが起こり病気となる．その代表例はサイトカインなどの分泌が多すぎ，血栓形成や細胞などの傷（障）害を起こす**サイトカインストーム**と，以前から研究されている**アレルギーと自己免疫疾患**であるが，ここでは後者について説明する（図5-7）．アレルギーは大きく即時型と遅延型に分かれるが，前者は**液性免疫**が，後者は**細胞性免疫**が主体である．**即時型**はさらにⅠ，Ⅱ，Ⅲ型に分かれるが，Ⅰ型の主役は**IgE抗体**である（**石坂公成夫妻**により発見された）．特定の花粉や食べ物，薬剤などの抗原（この場合はアレルゲンという）に反応するようになったIgEが，**肥満細胞**（mast cell）**や好塩基球**に結合する（これらはIgEのFcに対する特異的なレセプターを持つ）．この状態の時にアレルゲンが侵入し2個以上のIgEを架橋すると，肥満細胞や好塩基球の顆粒から**ヒスタミン**が分泌される（**脱顆粒**）．さらには少し時間が経つと**ロイコトリエン**，**プロスタグランジン**，**血小板活性因子**などが**アラキドン酸代謝系**を介して合成・分泌され，両者の作用で平滑筋の収縮，血管透過性や粘液分泌の亢進が起こり，痒み，鼻水，喘息，発疹などが生じる．時には激しい反応が全身的に起こるが，これを**アナフィラキシー（ショック）**という．発症には特定のアレルゲンに対しIgEが感作されやすいという遺伝的素因が考えられ**アトピー体質**ともいわれるが，これに関してはコラムで述べた．Ⅱ，Ⅲ型の主役はIgGやIgMと補体，貪食細胞，NK細胞で，上記で説明したようにADCCやCDCが起こり細胞等を傷害する．Ⅱ型の場合は抗原が細胞で

76

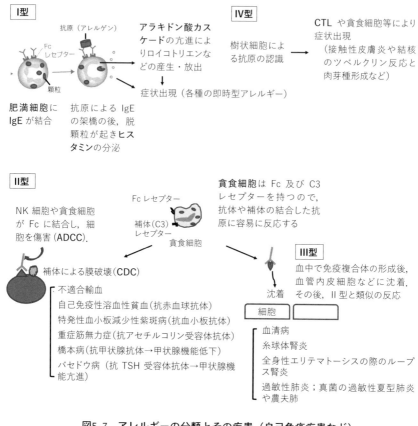

図5-7　アレルギーの分類とその疾患（自己免疫疾患など）

あるが，Ⅲ型の場合は抗原はより小さいもので，まず血中で抗原と抗体が反応して**免疫複合体**を形成する．次いでこれが血管の内皮細胞等に沈着すると，その部に補体や貪食細胞などが集まり炎症を起こす．これらの例として**不適合輸血**と**糸球体腎炎**を説明する．前者では輸血した赤血球の膜を破壊する．例えばA型の人にB型の血液を輸血すると，B型赤血球の表面に存在するB型抗原に，A型の人が保持する抗B型抗体，次いで補体が反応してB型赤血球を破壊してしまうのである．**糸球体腎炎**では，レンサ球菌感染後に血中で生じた**抗原—抗体複合体（免疫複合体）**が，腎臓の糸球体（糸球体に関しては各論の泌尿・生殖器感染症を参照のこと）に沈着した後，ここに補体や貪食細胞，NK細胞など

が反応して糸球体の膜を破壊し**糸球体腎炎**を発症する．**遅延型**（Ⅳ型）とは抗原との反応後，2日程で症状が最大になるものである．その代表は**接触性皮膚炎**で，下着，ゴム，漆（うるし）などの特定の成分や重金属などに対して，皮膚に存在する樹状細胞（ランゲルハンス細胞）がこれらを認知し，次いでT細胞を刺激し細胞性免疫を惹起する．微生物感染では，結核の**ツベルクリン反応**や肺での**肉芽腫形成**（にくげしゅ）が有名である．

多くの**自己免疫疾患**はⅡ～Ⅳ型のアレルギーで発症するが，その疾患の特徴や時期により複数の型が関与することも多い．通常は胎生期や生後すぐに自己と認められた細胞（抗原）に対しては免疫が起こらないようになっているのであるが，反応してしまうのが自己免疫疾患であり，代表的なものを図5-7に示した．細菌感染で自己免疫疾患が起こることもある．菌の一部と人の成分との間に類似の抗原性が存在する場合に起こる．菌に対してできた抗体などが，類似の人の成分に反応し病気となるもので，カンピロバクター感染後の**ギランバレー症候群**や，レンサ球菌時の**リウマチ熱**がある；前者は人の神経と，後者は心筋細胞などと反応する（それぞれの菌の項も参照）．

その他，免疫疾患としては**免疫不全症**がある．骨髄で発生した免疫幹細胞（かんさいぼう）が各種のT細胞とB細胞に分化する過程で異常が起こると，それがどの過程で起こったかにより，それに対応した免疫不全が起こる．ほとんどは先天的な遺伝子の異常が原因であり**先天性免疫不全症**と言われる．**後天性免疫不全症**の代表は**AIDS**（acquired immunodeficiency syndrome）である．これはエイズウイルス（HIV）がヘルパーT細胞に感染することにより免疫不全が起こり易感染者となる．以前は致死的であったが，最近はよい薬が開発され，治療可能な疾患となった（図5-2，詳細は後述）．

コラム ── 間違いやすい疾患名や細胞名など；リウマチや肥満細胞，ランゲルハンス細胞

リウマチ熱（RF）は小児のレンサ球菌感染後に起こるが，日本ではしっかりと除菌するので近年では稀な疾患となった．類似の名前で今も多いのは**リウマチ様関節炎**（関節リウマチ，RA）である．これは30～50代の女性に多く，左右対称的に手，膝，肘などの関節に炎症が起こるもので，全身性エリテマトーシスなどと同じく膠原病（こうげんびょう）といわれているものである．IgGのFcや細胞の核に対する**自己抗体**を産生していることが多いので，自己免疫が原因で変性した線維などが組織に沈着した状態と考えられている（Fcに対する自己抗体を**リウマトイド因子**（RF）という）．なお，**肥満細胞**（mast cell）というと肥満に関与していると思われるか

もしれないがそうではない．この細胞は**トール様受容器**を持つので，本来は粘膜下などで待機していて異物の侵入を監視しているのであるが，これにIgEが結合するとⅠ型アレルギーへと向かうのである．細胞内にヒスタミンを含む顆粒をもち膨れた形をしているのでこのような名前がついたと思われる．人の肥満に実際に関与しているのは脂肪を取り込む**脂肪細胞**である．皮膚などに存在する樹状細胞を**ランゲルハンス細胞**というが，膵臓でインスリンやグルカゴンなどを分泌する細胞群も，周囲より隔離されて島のように見えるので**ランゲルハンス島**と呼ばれる．さらに類似の名前に**ラングハンス細胞**がある．**肺結核**の際の肉芽腫形成に関与するもので，この時，マクロファージは類上皮細胞となるが，それが融合して巨大細胞となったものである．いずれもそれらをみつけた人名（ドイツ人）であるが，実に紛らわしいと思い，今回，これらの点を確かめた．ランゲルハンス細胞とランゲルハンス島は同じ若者（病理学者）が発見していた．彼はこれらの機能を解明しようと努力したが，結核に罹患し40歳という若さで亡くなった．一方，結核での巨細胞を発見したラングハンスは，結核にかかることなく長生きし大学教授となっている．ランゲルハンスは不幸であったが，その後，彼が発見した小さな島は血糖値をコントロールするホルモンを分泌していることが分かり，血糖値を下げるホルモンは，島（ラテン語のinsula）の名をとり**インスリン**と命名された．彼が発見した世界一小さい島と，細胞としては大きい樹状細胞は，今では医学では"宝"のようなものだ．結核を憎まず，医学研究を安らかに見守っていて欲しいと祈っている．

コラム —— アレルギー疾患の増加の原因とω脂肪酸

近年，アレルギー疾患が増加している．この原因に関しては諸説がある．まず，**大気汚染等**である．杉などを始め多くの花粉に対してのアレルギーであるが，患者さんは花粉が多い田舎よりも都会に多い．これは花粉の他，車やその他の原因で生じた汚染物質が一緒になって刺激するためではとの説である．2番目は逆に**清潔にしすぎ説**である[*]．生後から3歳程まで，あまり清潔にしすぎると，将来，アレルギー体質（アトピー）になりやすいというものである．最近では**油の過剰摂取説**もある．我々は必須脂肪酸の確保のためにもこれらを含む油の摂取は必須である．しかし，ω（あるいはn）**6脂肪酸**を多く含む大豆油，コーン油などを多くとると，**アラキドン酸代謝系が活性化**されアレルギー体質になるという（既に説明したIgEの結合した肥満細胞によるⅠ型アレルギー成立の際と同じ反応）．他方，**ω3脂肪酸**を多く含むアマニ油やエゴマ油を摂ると，脳の活性化にもなり認知症等も予防できるというのである．これらを参考にし，それなりの対策を取り，ぜひアレルギーにならないようにしていただきたい[**]．

---

[*]　出産，授乳，離乳食などにより乳幼児には多くの微生物が侵入し，正常細菌叢が形

成される．この形成と関連し，制御性 T 細胞などが食べ物に対する不要な免疫反応を抑える（これを**経口免疫寛容**という）．この時期，あまり清潔にしていると十分な寛容反応が起こらず，アトピー体質になりやすいと推察される．アレルギー疾患には好酸球も大いに関与している．酸性の染色液に染まる顆粒の中に，寄生虫を傷害するものもあるので寄生虫感染に重要であるが，ヒスタミンなどの遊離や不活化に関与するものなどもあり，アレルギー疾患と複雑に関与している．2000 年頃から注目されてきた疾患に，「**新生児・乳幼児タンパク質誘発胃腸症**」がある．ミルクや離乳食の摂取により，これらに含まれる特定のタンパク質に対し，IgE ではなくリンパ球（好酸球など）が免疫異常反応を起こし，上部消化管の場合は嘔吐を，下部消化管の場合は下血などを呈し，体重減少を起こす疾患である．原因は不明であるが，母親の妊娠中及び産後の飲食の状態（生活習慣）が重要とのこと．以前は「**三つ子の魂百まで**」といっていたが，妊娠中からいろいろな注意が必要のようだ（まさに胎教のように）．なお，肥満は脂肪細胞が摂りすぎた脂肪をたくさん取り込むことで起こる．現在，幼少時の食事の状態により脂肪細胞がどれほど脂肪を蓄えられるかが決まるといわれているが，近い将来，これについても胎児期の状態も重要となるかも知れない．

＊＊　オリーブ油は ω9 のオレイン酸が多く，血管系によいといわれている．ゴマ油にはリノール酸が多いが，オレイン酸もそれなりである．なお，細菌や藻類は ω3 脂肪酸を産生する．これをオキアミや小魚などが摂り，次いでこれを食べるサケやマグロ（赤身）に，その後アザラシやクジラに移行する．イヌイットは ω3 脂肪酸が多いこれらのものを食べるので，**生活習慣病**は稀であるという．ここでも微生物は役に立っているのである．さらにもう一つ興味深い話題がある．イヌイットは炭水化物（ブドウ糖など）をほとんど摂らない．そのため，エネルギー源として肝臓で中性脂肪から**ケトン体**を作り利用している．癌細胞が増殖するためには多くのエネルギーを必要とするが，その主成分はブドウ糖であり，ケトン体は利用しにくい．そのため，イヌイットでは**癌**は少ないという．真菌の項で，サルノコシカケ科のキノコをお茶として服用しているロシア人などに癌が少ないことを述べたが，類似の話である．現在，炭水化物を少なくし，ケトン体を多く摂る食事療法が癌の治療にも応用されてきている．また，ダイエットにも応用されている．しかし，ケトン体が増えると，人によっては体によくない種々の反応が起こることも報告されているので，安易にこの方法をとるべきではないと思われる．イヌイットもすでに以前のような生活様式ではなくなっているが，それが体調にどういう変化をもたらすのか興味が湧く．

コラム ── 日本人による感染・免疫に関する大発見；ノーベル生理学・医学賞の受賞者を中心として

1889 年に**北里柴三郎**は世界で初めて破傷風菌の培養に成功し，かつ，その病気の本態は毒素であるので，**抗毒素血清療法**がよいことも証明した．その後，毒素を中和したのは血清中の抗体であることが判明したが，大きな謎は，人はどうしてかくもたくさんの抗原を認知し，その特異抗体を産生できるのだろうというものであった：人の遺伝子は 2 万数千であるのに，抗原は無数である（数億はあるとされる）．

1959 年，**バーネット**は無数の抗原に対してそれぞれ反応できるリンパ球が存在し，抗原と反応するとその細胞は選択的にクローン増殖すると提唱した（**ク**

ローン選択説*). その後, 抗体の構造が明らかになってくると, ドライヤーとベネットは, 抗体の可変部の遺伝子と定常部の遺伝子は, 生後, 遺伝子的組換えにより結合すると提唱した. これらの説を明解に解明したのが利根川進氏である. 北里の偉業の後, 約100年を経ての大発見である. 抗体の可変部と定常部は重鎖と軽鎖より成る (図5-4). 可変部の重鎖の遺伝子はV, D, Jで, それぞれ幾つかの遺伝子が存在する (定常部はC). 彼は胎児と成長したマウスが持つこれらの遺伝子を分子生物学的に解析し, 胎児は上記の遺伝子を全て持っているが, 成熟したマウスはその一部分のみであることを認めた. これらの遺伝子は組換えを起こし, 遺伝子数を減らして (遺伝子再編(構)成), 特定の抗原だけに反応する抗体を産生するという結論を得た. 可変部の遺伝子はそれなりにあるので, その組合せ数は膨大な数になるというのである**.

　1996年, 石坂公成夫妻は, 即時型アレルギーを起こすのはIgE抗体であることを発見し, その後, 詳細な発症機構も解明し, 現在認められている知見を確立した. いずれもノーベル賞を受賞してもよい発見であるが, 実際に受賞したのは利根川氏のみである (1987年).

　その後, 免疫学&微生物領域で, ノーベル生理学・医学賞を受賞した日本人は以下の方々である (敬称略). 生命の神秘さと, それを解析する人の努力に感銘を受ける. まさに日本の誇りである.

　2012年, 山中伸弥, iPS細胞の作製

　(マウスや人の成熟細胞に4つの因子 (遺伝子) を導入することで, 分化多能性をもつ人工多能性幹細胞 (iPS細胞:induced pluripotent stem cell) を作製した. これは機能不全になった細胞や組織を, 拒絶反応を起こさない細胞や組織で置き換える夢の治療法などにつながる)

　2015年, 大村智, 線虫に対する特効薬の開発

　(医薬や農薬など多数の化合物を発見. イベルメクチンは熱帯地方のオンコセルカ症やフィラリア症, さらには疥癬症の特効薬で, 何億の人を助けている)

　2016年, 大隈良典, オートファジーの仕組みの解明

　(細胞が, 変性タンパク質や細胞内に侵入した病原性細菌などを分解して浄化するシステムの解析. これは危険な病原菌を特異的に死滅させる新たな治療法の開発にもつながる)

　2018年, 本庶佑, 免疫のチェックポイント阻害因子の発見とがん治療への応用

　(癌細胞は表面にPD-L1を持つ. これはT細胞の持つPD-1と反応し, T細胞の抗癌作用を低下させる. 従って, 抗PD-1抗体を投与すると, 癌細胞はT細胞と結合できなくなり, T細胞は癌細胞を攻撃できる状態となるので, この抗体は治療に応用できる)

＊　この当時はまだ, B, T細胞の存在は知られていなかった. なお, バーネットは1960年にノーベル賞を受賞しているが, それはこの説ではなく「免疫寛容の獲得」の研究に対してであった.

＊＊　ここでは重鎖（H）のみを記載したが，可変部には軽鎖（L）も構成する．人の場合，重鎖のV，D，J各遺伝子の数は，それぞれ〜300，10，5程である．軽鎖には2種類の鎖があるが，可変部のV及びJ遺伝子はそれぞれ40と5個，30と4個と報告されている．これにより，億以上の抗原に反応できると推察されるが，さらには，点変異や複数の塩基の追加や除去，スプライシングなどを起こして対応しているとのこと（スプライシングに関しては，コラム「細菌と人の遺伝子」で説明した）．これまで出会ったこともない無数の異物に反応できるのであるから，本当に驚くべき能力＆仕組みである．なお，iPS細胞の人への応用はこれからである．これが成し遂げられると人類への貢献は計り知れない．日本人中心で進めるためにも，政府も含め，資金面等でも大いに応援しなければならないと思う．

6. ワクチン

　ワクチンとは，感染・発症を予防するため，病原微生物や毒素などを処理し，接種をしても発症はしないが，これらに対する免疫が充分に亢進されるようにしたものである．語源はラテン語の**Vacca**（**ワッカ，雌牛**）であるが，説明はこの後のジェンナーに関するコラムに記載した．図5-5に示したように，一次（初）感染のかわりにワクチンを，間隔を置いて2〜3回接種する．これには殺した（**不活化**した）病原微生物や毒素，**弱毒化**した微生物（**生ワクチン**），微生物や毒素の一部分（**コンポーネント**；通常は人の細胞のレセプターに結合する部分や細菌の莢膜成分など．なお，これを不活化ワクチンの一種類と分類することもある）などが用いられる（**図5-8**）．ウイルスの場合などでは，自然の感染と同じく，弱毒化したウイルスを用いて増殖させるほうが免疫は亢進するが，時に悪化することもある．近年では重要なコンポーネントを病原体より精製する方法の他，これらをコードしている遺伝子を培養細胞や酵母などに挿入し，**リコンビナントタンパク質**として作製することが多い（子宮頸癌のパピローマワクチンでは，このリコンビナントタンパク質をさらに再構成し**ウイルス様粒子**としている）．さらに最近では，これらの遺伝子を直接人に接種する方法も開発された（**遺伝子ワクチン**）．この方法は従来よりも非常に簡単であるので，新型コロナの場合も，このタイプのワクチンが最初に作製され使用された；コロナウイルスの人の細胞へ結合する働きを持つSタンパク質（Sプロテイン）をコードしているmRNAやDNAを人に接種し，これを体内で産生させ，免疫を誘導する（詳細は後述の新型コロナの項）．現在，日本で接種されているワクチンに関しては表にまとめ，本の最後に示した．また，次のコラムには世界で最初のワクチンを開発したジェンナーのことを，各論の呼吸器系のコラムでは日本における百日

死菌，不活化ウイルス
　狂犬病，ポリオ（小児麻痺），日本脳炎

弱毒した菌やウイルス（生ワクチン）
　結核（BCG），麻疹（M），風疹（R），流行性耳下腺炎（おたふく風邪；M），水痘，ロタ（経口）

不活化毒素（トキソイド）
　ジフテリア（D），破傷風（T）

菌やウイルス，（毒素）の一部；コンポーネント（成分）ワクチン
[　莢膜（抗食菌作用）；インフルエンザ菌（Hib），　肺炎レンサ球菌，髄膜炎菌
　結合部分など
　；インフルエンザウイルス（HA），百日咳（FHA）／病原体より精製
　；B型肝炎（S-Ag）／リコンビナントタンパク質として作製
　；パピローマ／Virus-like particle（VLP，ウイルス様粒子）* ━━▶
　*作製したリコンビナントタンパク質を再構成して，ウィルス様粒子としたもの.

遺伝子を接種して，レセプターへの結合部分などを産生させ，これに対する獲得免疫を確立させる

↑

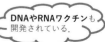
DNAやRNAワクチンも開発されている.

図5-8　ワクチンの種類

咳や水痘のワクチンの開発を述べた.
　ワクチンの大きな問題はその**副反応**（薬の場合は副作用というが，ワクチンの場合は免疫反応に対応し副反応という）である．**生ワクチン**の場合は，体内で増殖しても悪い症状が出ないように弱毒化しているのだが，稀に重篤な症状を起こすことがある．通常，妊婦（胎児への影響が考えられるので）や免疫不全症や免疫抑制剤を服用中の人には生ワクチンは接種しない．ポリオ（小児麻痺）のワクチンは，一時期，生ワクチンであったが，今は不活化ワクチンが主流である．以前，麻疹（M），おたふく風邪（M），風疹（R）の3種類は，混合して接種していたが，おたふく風邪は副反用が強いということで，現在は別に接種するようになった（脚注8参照）．生ワクチン以外のワクチンでは，通常，免疫を高めるために**賦活剤**（アジュバント）を添加しているが，この賦活剤やその他の添加物により副反応が起こることもある．免疫を亢進させるのであるから，多少の発熱や痛みなどは仕方がないと思うが，問題は障害が残る反応である．しかし，**どの人に悪い反応が出るか分からないのが最大の問題**なのである．色々な薬を服用していると影響が出る場合もあるので，飲んでいないほうがよいのであるが，ワクチンを接種したい基礎疾患のある人は服薬していることが多い．もちろん，抜歯や手術，激しい運動や仕事などは，接種の前後は避けるべきである．アレルギー体質の人も色々な症状が出現しやすいと思われるので，体調の管理が重要である．ワクチンを接種してアレルギー（**アナフィラキシー**）を起こしたことのある人は，同じワクチンの接種はせず，他のワクチンを接種

する場合にも，それなりの準備をしておくことが必要と思われる（現在は，血圧低下によるショックに対するよい薬もある）．インフルエンザワクチンは，卵で増殖させたウイルス粒子からその結合部分（HA）を精製したものなので，卵にアレルギーのある人は，少し注意が必要といわれている．現在，日本でのワクチン接種には，社会集団レベルでの防御をするため，勧奨接種＆接種努力義務の**定期接種A類**と，勧奨接種のみの定期接種B類（これは個人防御），それ以外の**任意接種**があるが（巻末の表を参照），接種するかは自分で判断しなければならない．これは，接種したくない人に対する配慮とのことであるが，接種の判断は我々医師でも困難な場合がある．2009年にパピローマワクチン（子宮頸癌などの予防のため）が開発され，日本でも2013年4月に若い女性（小学6年～高校1年）に定期接種が開始された．しかし，世界的にはほとんど問題がないのに，日本では多くの女性に，広い範囲の痛みや手足が動かしにくくなるなど多様な症状が出現した．人種的な問題なのか，精神的なものなのか原因は不明であったが，同年6月には厚労省も積極的には接種を勧めない状態となった[8]．新型コロナワクチンでは，mRNAやDNAワクチンが史上初めて使用された．これに関してはコロナの項で詳しく記載したが，ワクチン効果は抜群であるが，副反応出現はこれまでのワクチンと類似しているとのこと．なお，新型コロナで使用されたmRNAワクチンには，アジュバントは添加されていないが，化粧品などにも添加されているポリエチレングリコール（PEG）が保存剤として添加されているので，化粧品に対してアレルギーのある人は，可能ならば他のワクチンを接種するほうが安全であろう．

　同じワクチンを接種しても，抗体価が高く上昇する人から，免疫不全者でもないのに平均よりずっと低い人やほとんど上昇しない人がいる（このような人はlow-あるいはnon-responderといわれる）．複雑な免疫系でも（あるいはそのためか），このような差が生じるのであるが，原因は簡単には分からない．副反応

8　令和3年10月1日に開催された厚生労働省の検討部会は，1）ワクチンの安全性や有効性，2）接種後に生じた症状に苦しんでいる人に寄り添った支援，3）安全性や有効性などの情報提供の進め方，の3点を検討し，8年間を経てようやく令和4年の4月よりワクチン接種を再開することを決定した．類似のことはおたふく風邪でも起こっている．前述のように，このワクチン接種により時に髄膜炎などが起こることもあり，1993年に任意接種となった．任意では摂取しない人が多いため，最近では幼稚園児などを中心に感染が広まっている．幼児では難聴や髄膜炎，大人では性腺感染による不妊が時に問題となることもある．欧米ではワクチン接種を続け効果を得ており，日本でも早急に解決しなければならない問題である．

出現に関しても同様である．ほとんどない人から，稀に重症の人もいるのである．接種後死亡者が出ても，ワクチンとの関係は不明ということが多い（特に重症の基礎疾患がある人や高齢者が死亡した場合，その死因は判定しにくい）．大事なのは，よいワクチンを製造し，多くの情報を開示・説明し（特にその安全性に関して），安心できるように接種することであろう[9]．

9 人種差や個人差があるので副反応を完全に抑えることは無理でも，極力少なくすることは可能であろう．このためには新しいワクチンの開発は企業のみではなく国が中心に行い（国が支援した産学協同体制など），素早くワクチンを開発し，その効果と安全性に関して十分に説明する体制を整えるのが重要と思う．また，副反応に関しても，その原因を科学的に検証する体制が必要と思う；ワクチン開発中の第三相試験では（これはワクチンを接種するグループと，生食などを接種するコントロール（プラセボ）グループがある），接種後には，一般の血液検査，抗体価や出現した副反応のみならず，各種のサイトカイン量（価）やHLAなども検索しておき，その血液は保存しておく．これらの中から，あるいは後で正式にワクチンを接種した時に重篤な副反応様の症状が出現した場合は，適時これらやその他の必要な検査・調査を行い（内服薬，体調や精神状態も含む），プラセボや副作用のない人と比較するなどである．莫大な時間と費用がかかると思うが，このようしてデータを集積することが大切であろう（上記のパピローマの件のように，類似のことは既になされているのかも知れないが．また，このような解析はlow-, non-responder等の解析にも役立つと思う）．我々も日頃から健康に気をつけ（暴飲暴食を止め，仕事の合間に，楽しくそれなりの運動や趣味に励みストレスを解消するのが一番!），接種する場合はよいものを打つぞと覚悟を決め，接種前後は特に体調に気をつけるという当たり前の努力が大事であると思う．なお，多大の恐怖や不安を持ってワクチン接種をすると，**迷走神経発作（血管迷走神経反射）**が起こり，軽い一過性の失神などを起こすことがある．これについては細菌学総論に記載した"腸脳相関"に関するコラムの脚注で説明した．さらに，この反応のようには酷くはないが，ワクチン接種に対する不安やストレスが原因と思われる症状を広く「**予防接種ストレス関連反応**」などともいっている．2021年に新型コロナワクチンは3回目の接種が開始されたが，これに関する私見は各論のコロナの項に記載した．

コラム —— ジェンナーによる天然痘ワクチン（種痘）の開発から根絶宣言へ
　天然痘（痘瘡）は昔から恐れられていた疾患の一つである．エジプトの紀元前1157年に死亡したラムセス5世のミイラには膿疱の痕があるという．中国やトルコでは天然痘患者の膿を傷つけた皮膚に塗り付け，人為的に軽い天然痘に罹らせること（**人痘種痘**）がなされていたが，これが18世紀には欧州にも拡がっていた．1749年，英国に生まれたジェンナーは8歳の時にこの人痘種痘を受け，恐ろしい目にあった．後年，彼は外科医となったが，牛痘にかかった乳搾りの女性は人痘にかからないことを知り，研究を始めた．1796年に牛痘の女性の疱疹を，彼の農場の小作人の息子（フィップス，8歳）の両腕の皮内に塗り付け（**牛痘種痘**），その後，48日目に人痘種痘を行ったが発症しないことを認めた（ジェンナーはフィップスに何度か人痘種痘をしてその効果を確認すると共に，他の例も含め計23例につい

ての経過を1798年に出版した）．最初は牛痘の牛の疱疹液を人に接種していたので，その接種液確保の問題もあり中々拡がらなかったが，ジェンナーが人の腕から腕へ種痘を行う方式を考案したことにより，1800年頃からはどんどん拡がった．しかし，この方法では他の疾患（結核，梅毒，肝炎など）も伝播されることがあるので，人工的に牛や羊の皮膚に接種して安全なワクチンを作製する方法が開発された*．その後，第2次世界大戦後に創立された**WHO**の方針で痘瘡撲滅が進められたが，凍結乾燥法により作製された耐熱性の乾燥天然痘ワクチンの登場により，熱帯地方でのワクチン接種も拡がり，**1980年**に**根絶宣言**が出された．このようにして，長い長い痘瘡との戦いが終焉したのである．

---

*　ジェンナーの種痘から80年程経ってパスツールが炭疽や狂犬病のワクチンを開発した（第1章参照．なお，種痘もパスツールの開発したワクチンも，全て生ワクチンである）．さらに60年程後にようやくウイルスの増殖方法などが開発されたが，1939年に，種痘として使用されていたウイルスが牛痘ウイルスではないことが報告された（これはワクチンに関連したウイルスということで**ワクチニアウイルス**と命名された）．これまでは，ワクチニアウイルスは，牛痘ウイルスが継代中に変化したものと考えられていたが，近年，これらや馬痘ウイルスの遺伝子配列を比較したところ，ワクチニアウイルスは**馬痘ウイルス**であることが決定された．ジェンナーは，最初に使った牛痘液は，馬の皮膚病に触れた後に搾乳して牛痘になった女性から得たものと説明していたが，馬の皮膚病は馬痘であり，そのウイルスが牛痘ウイルスと考えられていたことが判明したのである．これも長い時間をかけての結論であった．なお，**ワクチンの語源**は，ラテン語のVacca（ワッカ，雌牛）であるが，牛ではなく馬となり，ジェンナーも苦笑いをしているかも知れない．2022年に，アフリカのみで稀に認められていた猿の痘瘡（サル痘）のヒトへの感染が欧米でも発生した．その原因の一つとして，人痘が撲滅されたので，ワクチン接種を中断したことも考えられている．痘瘡ワクチンの摂取によりサル痘の感染・発症も抑えられていたが，中断されたことで感受性の人が増えた．本当に様々なことが起こるものである．

コラム ── 私の免疫学的研究

　誠に僭越であるが，免疫学の最後として，私の行った免疫学的研究を紹介させて頂く；免疫学の難しい基礎的研究ではなく，確立された免疫学的手法を用いた実験など．私は「ボツリヌス毒素の抗原性，構造と機能」と「ヘリコバクター　ピロリの病原性」を中心として，さらに，岡山大学の国際センター長に赴任した時には，緊急時のコレラの予防・治療に関する研究を試みた．それらの研究の一部を紹介する．

　1971年，北大を卒業後，細菌学教室でボツリヌス菌の研究を開始した．ボツリヌスC，D型菌の毒素産生を支配するバクテリオファージ（細菌性ウイルス）の研究で博士号を取得した後，直ちに米国に留学した．帰国後は毒素の抗原性，構造と機能を解析した．最初はポリクローナル抗体等を利用して解析していたが，1975年頃よりジョルジュ・ケーラー一派やニールス・イエルネにより**モノ**

クローナル抗体の作製方法が確立された.

1981年, 北大の先輩が留学しその作製方法を取得してきたと聞いたので, すぐさま教えて頂き, ボツリヌス毒素に対して, 世界で初めてモノクローナル抗体を作製した. これにより私は少し有名になり (?), 若くして教授にもなれたし, 最終的には日本細菌学会の最高の賞も頂いた. このように, 最先端の手法を自分の研究に応用し発表すると, それなりのよい結果が得られる. しかし, 到底ノーベル賞は頂けない. ノーベル賞を受賞するのは最先端の方法を開発した方々である. ケラーやイエルネは1984年にノーベル賞を受賞した.

ヘリコバクター ピロリ菌の研究は, 1983年, 札幌医科大学微生物学講座の教授になってから, 消化器内科学講座と共同で開始した. 同1983年, 胃炎や胃潰瘍の患者よりこの菌を初めて培養し, その病原性を明らかにしたウオレンとマーシャルの両氏は2005年にノーベル賞を受賞した (108-109頁のコラム参照). 当時, まだ菌を増殖できる実験動物はなかったので, 私はこの点を検討した. 大学の実験動物室が独自に系統維持していた「**スナネズミ (モンゴリアンジャービル)**」は, 外来微生物に対して非常に感受性が高いと聞いたので, これを試してみたところ, 菌が増殖・感染できることを認め速報として発表した. しかしその後, 札幌から岡山に異動したこともあり, 一時期実験ができなかった. この間に, 他のグループにより, より感受性が高いスナネズミに, より病原性の強いピロリ菌を感染させることにより, 明確にその病原性が示された. それで私はこの系での実験は諦め, 次のテーマに挑戦した. 当時, 人や菌は共通に「**熱ショックタンパク質 (HSP)**」を産生しており, 細胞がストレス等で傷害を受けると, このタンパク質を用いて修復していることが注目されていた. 胃は胃酸も多く, ストレスの大なる臓器である. 人と菌が類似のHSPを産生するなら, 自己免疫的に胃の障 (傷) 害を起こすのではと考えたのである. 岡山大学では, 北大の1年先輩が免疫学の教授をされていた. ある飲み会でこの点を話したら, それでは「**重症免疫不全マウス (SCIDマウス)**」がよいのではとのアドバイスを頂いた. このマウスでは人のリンパ球を入れても拒絶されない. そこで, このマウスにピロリ菌か大腸菌, 次いで, 胃疾患の患者か正常人のリンパ球を投与したところ, ピロリ菌 —— 患者リンパ球の系のみで胃疾患が起こり, その原因としてHSP60が関与していることを発見した.

私にとって重要なこの2つの研究は, 2人の先輩のお力添えによる. **人との出会いは本当に大切である.**

最後に抗体療法に関して説明する. ダチョウや鶏では抗体は卵黄 (yolk) に作製される (これをIgYという). 卵黄は他のタンパク質が少なく, IgYを精製しやすい. また, 鶏は卵を毎日のように産むので量を確保しやすい. IgYを粉末にしてアルミ製のパックに入れておくと, 常温で郵送も可能である. 通常, 卵のアレルギーというのは卵白のタンパク質に対してであり, 多くの人は卵を食べても大丈夫である. このことから, 少なくともIgYを人の消化管系に投与してもアレ

ルギーは起こりにくいと考えた．東南アジアでは津波などの災害時にコレラが
流行ることがあるので，コレラ菌やコレラ毒素に対する IgY を作製し，災害時に
は，水分や栄養の補給時にこの IgY を一緒に飲む研究を，某 IgY 作製会社と進め
た．マウスを使用しての実験ではコレラの感染を完全に予防できたのである．
そこで，タイやインドネシアの友人（研究者）に声をかけたが，皆さん，今やコ
レラはそんなに恐ろしいものではないし，それを自国の人で試みるのは難しい，
ということで共同研究は進まず，ヒトには応用できなかった．諸外国とは研究
の最初から共同実験をすべきであったと反省した．この IgY を利用しての治療
（受動免疫）は幅広く応用できるが，やはりアレルギー（アナフィラキシー）が心配
である．この点をもう少し研究しなければと思っている．2020 年暮，IgY を共同
研究した製造会社の方から久しぶりに連絡があった．新型コロナの S タンパク質
に対しても IgY 抗体を作製し，うがいなどに利用できるようにしたいという．予
防としてはよいと思われるので，ぜひ実用化していただきたいものである．

第6章　滅菌・消毒と標準予防策など

1．滅菌と消毒

　滅菌とは**全ての微生物**（但しプリオンは除く）を殺滅することで，**消毒**とは**有害な微生物**を殺滅することである．滅菌には加熱が主に使用されるが，**湿熱（蒸気）**では**121℃，15分**，**乾熱**では**160℃，60分**，または**180℃，30分**処理される．加熱のできないプラスチック器具などは**放射線**（γ線）**滅菌**される．多くのウイルスは除けないが，細菌のみを加熱しないで除く場合は**濾過滅菌**を行う（径0.45～0.2μm濾過膜を使用）．

　消毒には種々の**消毒薬**を用いる（**図6-1**）．消毒薬には効力が**高（強）**，**中**，**低（弱）**の3段階あり，消毒薬の効力と病原菌の抵抗力，さらには消毒薬の人体や環境への毒性を考慮し，**適正な濃度と処理時間等**が決められる．昔は洗面器に消毒液を入れ消毒していたが（**ベイスン法**），何度か使用すると消毒効果が減弱するので現在は使用しない．現在は，消毒後流水で洗い流す**スクラブ法（洗い流し法）**と，エタノールを利用した**擦式法**が使用される（近年は80％のエタノールに，クロールヘキシジンや塩化ベンザルコニウムなどと皮膚保護剤を加えたものがよく使用される）．消毒に弱いのは**一般細菌**や**酵母**型の真菌である．病院内などにはびこっている**平素無害菌**（日和見感染菌）や**糸状菌**，次いで**結核菌**と抵抗力が増し，細菌で最も強いのは**芽胞**である．**結核菌やエンベロープを持つウイルス（インフルエンザ，コロナ，HIVなど）にはエタノール**が効く；これらは表面に脂質を多く持つためである．しかし，**B，C型肝炎ウイルス**はエンベロープを持つが，エタノールはあまり効かない．同様にエンベロープのない**小型球形ウイルス**（特に**ノロウイルス**）にも効きにくい．これらの場合は擦式消毒後，流水でよく洗浄することが重要である．上記の結核菌～HIVの場合も，手指に付着した場合，痰，飛沫，血液などの成分の影響もありエタノールの効果が減弱されることが考えられる．ここでも，消毒時間を長めにし，その後，流水でよく洗浄するのがよいと思われる．

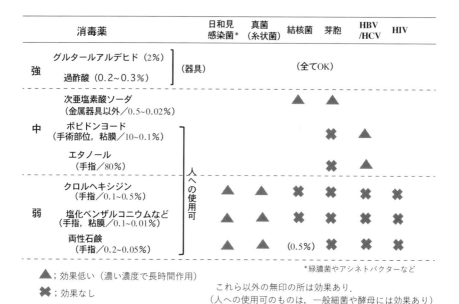

消毒薬		日和見感染菌*	真菌（糸状菌）	結核菌	芽胞	HBV/HCV	HIV
強	グルタールアルデヒド（2%） / 過酢酸（0.2~0.3%）	（器具）	（全てOK）				
中	次亜塩素酸ソーダ（金属器具以外／0.5~0.02%）		▲	▲			
	ポビドンヨード（手術部位，粘膜／10~0.1%）			✖	▲		
	エタノール（手指／80%）				✖		
弱	クロルヘキシジン（手指／0.1~0.5%）	▲	▲	✖	✖	✖	✖
	塩化ベンザルコニウムなど（手指，粘膜／0.1~0.01%）	▲	▲	✖	✖	✖	✖
	両性石鹸（手指／0.2~0.05%）	▲	▲	(0.5%) ✖	✖	✖	✖

（中・弱の「人への使用可」）

▲；効果低い（濃い濃度で長時間作用）

✖；効果なし

*緑膿菌やアシネトバクターなど

これら以外の無印の所は効果あり．
（人への使用可のものは，一般細菌や酵母には効果あり）

エンベロープのない小型球形ウイルス（エンテロ，ライノ，ノロなど）も肝炎ウイルス（HBV/ HBC）に類似，オスバンやヒビテンにアルコールを添加したもので擦式消毒後，流水で洗浄．ノロには特に注意

図6-1　代表的な消毒薬とその使用方法

　糞便や吐物，血液等は0.5～0.2%の**次亜塩素酸ソーダ**を用いるが，食器などを予防的に洗浄する場合は0.02%程でよい．但し，**金属腐食性**があるので，金属製のものには使用できないし，手指の消毒もできない．**グルタールアルデヒド**など強力な消毒液は内視鏡など器具の消毒に用いられる．**手術野**は，通常，ポピドンヨードで消毒し，次いでエタノールで消毒も兼ね，ヨードを拭き取る．

2. 標準予防策（スタンダード　プリコーション，standard precautions）

　近年，米国のCDC（米国疾病予防管理センター）が制度化した，医療従事者を感染から守るための方法である．新型コロナでもこの方法に従い対応しているが，細かい注意点も含めて**図6-2**に示した．さらに重症な感染症者を扱う専門病院では，患者さんを**陰圧の部屋**に入院させ，部屋の空気はフィルターを通して除菌（ウイルスも）してから廃棄している．感染者が自宅にいる場合も，状況に応じて，この方法に準じて採用するとよい．

全ての患者の汗を除く血液，体液，分泌物，排泄物，粘膜，損傷した皮膚は
感染媒体である！

汗，頭髪，爪，
傷のない皮膚な
どはOK

1）**手洗い消毒の徹底**

　　　　患者に接する前，および後，上記感染媒体に触れた時など

2）**手袋**

3）**マスクおよびゴーグル（face shield）；飛散に対する対策**

　　　サージカルマスクとN95微粒子用マスク（飛沫核感染の予防
　　　　　　　　　：N95マスクは医療従事者が，患者はサージカルマスク）

4）**エプロン，ガウン**

　　　　　　　2～4を総称して**personal protective equipment**という

5）**器具や環境の消毒，清掃**

感染性廃棄物の分別廃棄；針は針捨て用ボックスに，血液，体液の汚染物は感染性廃棄物袋へ．
汚染した場所は手袋をし，消毒後，ペーパータオルでふきとり，感染性廃棄物用袋へ．
汚染した衣類（リネン）も手袋をし，感染性廃棄物用袋に捨てる（事情により加熱洗濯も可；80℃，20分程）．
プラスチック製品やアンプルは産業廃棄物．針のリキャップはしない．ワクチンの接種をしておく．
針刺し事故の場合直ちに流水で洗浄後，必要に応じ受診；HBVやHIVなど．

図6-2　**標準予防策（standard precautions)/米国のCDCのガイドライン）**

3．飛沫核感染（空気感染），飛沫感染と接触感染対策

　感染成立には，既に説明したように，感染源，感染経路，感受性者の3要素
が必須であり，感染経路としては経口，経気道，経皮，経粘膜がある．さらに
経気道，経口の場合，汚染源の種類・性状などから**飛沫感染**や**飛沫核感染**（空
気感染），**接触感染**などと区別される．新型コロナではこれらの点が問題になっ
たので，以下，これらに対する対策を中心に説明する．

　気道で増殖した微生物は飛沫として咳などと一緒に排出される．**飛沫**は粘液
中に人の細胞や微生物がいる状態である．ウイルス自体は0.1μm（1/10,000mm）
程であるので，ウイルスのみなら通常のマスクを通過するのであるが，上記の
ように飛沫中に存在するのでマスクを通過できない．従って，顔にしっかりと
マスクを装着すると，飛沫の拡散（排出）や侵入を相当防げるのである（特に
排出）．この飛沫は拡散しても2m以内であるので，感染予防のため，2mの間
隔をとることが勧められている．飛沫から水分が抜け，大きさが5μm以下に
なったものが**飛沫核**である．通常の微生物はこの状態になる前に感染力を失う

のであるが，**結核菌，水痘ウイルス，麻疹ウイルス**などは生きており，空気と共に動き，遠くにいる人にも感染するのでこれは**飛沫核感染（空気感染）**と呼ばれる．インフルエンザやSARS，MERSでも飛沫核感染の有無が心配されていたが，これまでは一応飛沫核感染は起こらないとされてきた．しかし新型コロナでは，詳細にその点が検証されたところ，飛沫核感染のように遠くへの感染はないが，数m浮遊しての感染はあると結論され，**エアロゾル（マイクロ飛沫）**[1]などといわれている．おそらくこれまでも，このような飛沫感染〜飛沫核感染の中間的なものも存在していたのではと推察される（後述のコロナの項のコラムも参照：127頁の図7-9．その後，新型コロナのδ変異株では，飛沫核感染もありと報告されている）．冬は気候に加え暖房によっても湿度が低下するので，**加湿器**の使用や，時に**換気**をすることが勧められるわけである（インフルエンザウイルスの場合，湿度20%，温度10〜20℃で生存率が最も高いといわれている）．また図6-2に示したように，飛沫核感染を予防するためには普通のマスクではダメで，目の細かい特殊なマスク（**N95マスク**）が必要となる（但し，これは医療従事者がするもので，体力や呼吸機能の低下している患者さんはサージカルマスクでよい）．接触感染を防ぐためには，どこにでも微生物はいるものと仮定し，通常の石鹸と流水による手洗いや消毒，うがい，人が触るものの消毒などの他，手指を口や鼻に持っていかないよう習慣づけるなど，様々なことがいわれている．

4. 日和見感染・医療関連感染

これらに関しては既に触れているが，以下，その起炎菌などに関して述べる．免疫力の低下した人（**易感染者**）は，病原性の強い菌のみならず，普通の人には感染できないような**平素無害菌**でも感染し，これは**日和見感染**と呼ばれる．また，このような方への病院や老人施設などでの感染を**院内感染，医療関連感染**という．平素無害菌の代表は**緑膿菌**（およびその類似菌）と**アシネトバクター**である．どちらもグラム陰性の好気性菌であり（**グラム陰性非発酵菌，NF-GNR**という），栄養がなくても増え，多くの抗菌剤に対して耐性である（**多剤耐性**）．しかし，好気性菌でもあり，健康な人体内での増殖性は低いが，抗菌剤の使用

---

1 エアロゾルというと，筆者には飛沫（droplet）や飛沫核（droplet nuclei）も含まれるように思うので，以降，本書では**マイクロ飛沫**（micro droplet）のほうを採用した（これは日本特有の造語であるが，飛沫より小さいものというイメージが湧く：飛沫核と同じで5 μm以下のサイズだが飛沫と同様に水分を多く含むもの）．

が高い病院等で，洗面台などの水まわりを中心に増え，そこから人や物を介して易感染者に感染するのである．緑膿菌は幾つかの病原因子を持ち，名前の通り緑色色素を産生する（カラー図譜2）．この菌は乾燥には弱いが（通常，グラム陰性菌は弱い），類似菌である**セパシア菌やアシネトバクター　バウマニ**は乾燥にも強く，近年はこれらの菌の感染例も多い．病原性の強い菌の代表は**黄色ブドウ球菌**[2]である．この菌も乾燥に強く，多剤耐性にもなる（MRSAやVRSAなど）．その他，腸内細菌（セラチア，プロテウス，クレブシエラなど），呼吸器系のレジオネラ，肺炎レンサ球菌，結核菌，カンジダなどの真菌や各種ウイルスなど，多くの微生物が原因となり得る．新型コロナもその対策は大変であるが，エタノールの効かない**ノロウイルス**も厄介である．さらに老健施設などでは，**疥癬**も時に発生する．これは**ヒゼンダニ**によるものであるが，通常のものと伝染力の非常に強い**角化型**がある．後者は免疫力の低下した人に発症するのだが，このタイプの患者が出た時は直ちに隔離をし，介護者を介して拡がることも多いので注意が必要である．いずれにしても，対応の基本は上記の標準予防策である．

2　黄色ブドウ球菌，セラチア（細く小さな桿菌なので霊菌と呼ばれる）はそれぞれ黄色，紅色の色素を出す．従って，私は講義の時には，最低，緑（緑膿菌），黄（黄色ブドウ球菌），紅（霊菌）に注意するようにと言っている．なお，緑膿菌と黄色ブドウ球菌は毒素や酵素の産生の他，バイオフィルムも形成する（レジオネラも）．これは菌が自分で分泌したものを主成分として，菌の塊を包んだ状態とするもので，抗菌薬や消毒薬，免疫細胞などから身を守る砦となる．生体内の他，長期間留置しているカテーテルの内壁などでも形成し，ここで静かにしているが，時々，砦の外の生体側に攻撃に行くのである．従って，カテーテルなどはなるべく長期間は留置しないほうがよい．なお，**クレブシエラ**は腸内細菌ではあるが肺炎を起こすので，肺炎レンサ球菌（肺炎球菌）と対応させ，通常，"肺炎桿菌"ともいわれる．プロテウスは鞭毛を持ち，大腸菌と同様に尿道口から上向し尿路感染をきたす．その他，腸内ではマイナーな菌であるが，強力な経口抗菌剤の使用により菌交代症を起こし，偽膜性大腸炎を起こすディフィシル菌も有名である（カラー図譜1）．

コラム──消毒法を開発したゼンメルバイスとリスター；その対照的な生涯

　消毒法を開発したのは外科医・産婦人科医の**ゼンメルバイス**（ワまたはヴェとも記載される，1818～1885）と**リスター**（1827～1912）である．両人とも出産や術後に感染症が多いのは，医師の手指や操作，器具等が不潔なために起こるものと考え，当時，牧草などの腐敗を防ぐために使用されていた**さらし粉**（次亜塩素酸）や**石炭酸**（フェノール）を消毒に用いることを提唱した．これはどちらも正しいので

あるが，その生涯は全く正反対である．ゼンメルバイスはドイツ系ハンガリー人で，ウイーンの病院等で勤務した．産後の妊婦の産褥熱（さんじょくねつ）は医師の手指などの汚染が原因と考え，さらし粉で手指等を消毒すると，産褥熱がおおいに抑えられることを報告した．リスターはイギリス人でイギリスの主要大学の教授を勤めた．最初，開放骨折の治療時に石炭酸を沁みこませた包帯を使用すると感染や化膿等を防げることを報告した．しかし，当時の医師たちは，患者の膿や血液で汚れた手術着こそ名医の証というような風潮があり，両人の説を認めなかった．その後，ゼンメルバイスは周囲の人との折り合いが悪く，精神的にも病み隔離施設に入所したが，そこで介護人とのイザコザで生じた傷が原因で重傷の感染症にかかり，若くして死亡した．これに対しリスターは手術器具や手術糸（彼は動物の腸（ガット）を用い，よい糸を開発した），手術室や手術野，医師の手指等を石炭酸で処理して手術を行うと，感染・化膿が減少することを淡々と示したという．その後，パスツールやコッホが病原微生物の概念をしっかりと確立したこともあり，徐々に彼の説は認められ，王立協会から表彰され，最後は協会の会長になり，国からは男爵の称号も得た．さらに，死亡した時は国民葬であった．両者は年齢で10年程の差があり，時代の流れもあるのであろうが，あまりにも対照的な生涯である．人を説得するには，静かに研究し，質のよいデータを数多く発表することが重要であるようだ．

コラム —— 新しい消毒薬や空気清浄機・加湿器

　新型コロナの場合，感染力が強いため，大変な事態となった．これまでも重篤な感染症が流行すると，変な封じ込め対策や民間治療を含め非科学的な行動が起きたが，今回も一時期は看護・治療にあたっている医療人の家族等に大いに嫌がらせがあり，何ともいえない気持ちであった（しかしそれがこの本を執筆させる大きな力ともなった）．

　筆者は手指や糞便の消毒は，以下のように指導している．手指は市販のクロールヘキシジンや塩化ベンザルコニウム（逆性石鹸）などを80%エタノールに溶かしたものを使用し（手を30秒程擦過），その後，流水でよく洗い流す．汚染が酷い時は，それらを拭き取った後に同様の消毒をする（拭き取ったものは下記のように次亜塩素酸ソーダ液内に漬けるか感染性廃棄物として廃棄．ただし，通常，医療行為時には手袋をしているので，それをただちに交換することになると思うが）．糞便や吐物等は0.5%程の次亜塩素酸ソーダ（これは家庭用の漂白剤が6%であるので，それを10～20倍に薄めるとよい）をたっぷり染み込ませた新聞紙などで覆うか（量の少ない時），いったんこれで拭き取った後，再度，同じ消毒液を数十分間は作用させ，換気もするようにと．また，使用したものは全て感染用廃棄物として処理するなど（なお，家庭では感染性廃棄物として処理できないので，焼却～加熱，次亜塩素酸ソーダやエタノール処理など，適時，よい方法を選択するしかないと思われる；その後，破れにくい袋などに2～3重にして入れ，

シールしてからゴミとして廃棄）. 注意することの一つに, **通常の石鹸**と逆性石鹸の使用方法がある. 両者は荷電が反対なので, 両者を同時に作用すると効果が減弱する. 従って, 連続して使用する場合は, 最初に使用したものを流水でよく洗い流してから次のものを使用する必要がある.

　それにしても最近, 新聞等で新しい**消毒薬**の宣伝を見て驚いている. これまでは, どの消毒薬も時間が経つと, また, 不純物が入ると消毒効果は減弱するので, 消毒薬は作り置きすることなく, なるべく早く使用すべきとされてきた. エタノールは80%が最適であるが, 時間が経つとアルコールが気化（蒸発）するのでなおさらである*. また, 人の眼や粘膜などにはよくないので, なるべく噴霧（空中散布）はしないようにと. しかし, 新しい消毒薬は手指に優しく, 多くの微生物に効き（時にはノロウイルスにも）, 噴霧も長期間の保存も可能となっているものが多いが, 使用の基本は同じと思うので, 注意して頂きたい. **空気清浄機**も同様である. 荷電のある粒子や, 孔の小さなフィルターで効率よく微生物を捕らえ, フィルターは簡単に水洗できるというものもある. 問題は人に対する影響と, 捉えた病原微生物に対する対策だと思う*. もし, 微生物が生き延びていたら大変なので, この点に関しては十分な検証が必要と思われる（日本では, 捕らえた微生物を光触媒で死滅させるという清浄機も発売されている）. **加湿器**にも問題がある. 以前は加熱して蒸気を出していたが（加熱により多くの微生物は死滅）, 最近のものは気化式といい, 加熱しないものが多い. 易感染者がいる医療関連施設で, この加熱しないタイプの加湿器を, 中の水を継ぎ足して連続使用していたら, 平素無害菌が増殖し, 日和見感染を起こした例が認められた. 毎日水を全て交換するようにして頂きたい. 微生物はしたたかなのだ.

＊　現在, 消毒用アルコールは上記のように逆性石鹸などいくつかのものと混合して使用されている. また, その容器の改善などにより長期に使用可能になっていると思われる. これに対し昔から使用されている**オゾン（水）**と, 近年出てきた**次亜塩素酸水**という消毒液は精製水を電気分解して作製するのであるが, 効果はすぐに消失するといわれている. このため, オゾン水では小さな電気分解装置を開発し直ちに使用するものが出てきた. 次亜塩素酸水でも類似の装置が開発されているが, 次亜塩素酸水として単体でも販売されている. 単体の次亜塩素酸水がどれ程の期間有効であるのか, 筆者は心配している. 空気清浄機のフィルターを洗浄する場合も, 手袋, マスク, ゴーグル（せめて眼鏡）をしてからフィルターを外し, 直ちに熱湯に入れ, せめて10分程は作用させてから水洗するのがよいと思う.「君子危うきに近寄らず」である.

第7章　重要な微生物感染症
第7章1　消化器感染症

1．消化器の特徴と疾患

　消化管は図2-9（40頁）で示したように口と肛門で外界に通じている管である．従って口は好気であるが，胃・十二指腸は微好気，その後さらに空気が少なくなり，大腸は嫌気である．消化管の最大の機能は**食べ物の消化・吸収**であるが，各種の微生物に対する防御機構を持つ．一番は既に述べたように**腸内細菌叢**の役割と**胃液**であろう．胃液はpHが2.0以下であり，多くの微生物を死滅させる．経口感染が成立するためには通常，10^4以上の菌が必要である．但し，胃液に強い菌やウイルス（**O157やノロ**），毒素（**黄色ブドウ球菌の腸管毒素やボツリヌス毒素**）などがあり，前者では100個程で感染を，後者では生体外で産生された毒素により中毒をきたす．腸（特に回腸）の上皮細胞の間には**パイエル板**といわれる**免疫組織（リンパ小節）**がある．まず，**M細胞**で異物を取り込み，その下で待ち構えている免疫細胞に渡し異物に対応している．形質細胞で形成されたIgAは上皮細胞を経由して2量体（分泌型）となり腸管に分泌される．また，**消化器**というと，消化管に分泌液を出す舌下腺，顎下腺，耳下腺や肝臓・胆嚢，膵臓も入る．分泌液には消化・抗菌作用があり，肝臓には**クッパー細胞**と命名されたマクロファージがいる．

　上記のように生体はしっかりと微生物に対応しているが，それを免れ病気を起こす微生物がいるわけである（赤痢菌やチフス菌などは，免疫細胞で殺されないばかりか，逆にこの仕組みを利用し組織や全身に感染する）．代表的な病原微生物を**表7-1，7-2**にまとめた．日本では**食品衛生法**や**感染症法**などで管理されている（感染症法については第8章で説明）．通常は下痢や腹痛を主症状とする**食中毒（急性胃腸炎）**であるが，**コレラ，赤痢，腸チフス**など昔，伝染病といわれていたものもある．東南アジアなどへの旅行で感染する**旅行者下痢症**は，**毒素原性大腸菌やプレジオモナス**などの他，寄生虫によるものも認められる．食中毒の原因菌は時代と共に変化している．日本では海産物をよく食べていた頃

表7-1　代表的な消化器感染症と病原体

細菌	感染型		毒素型
	サルモネラ属 　全身型；チフス菌 　局所型；腸炎菌(SE菌) など 赤痢菌 　志賀赤痢菌など	ビブリオ属 　コレラ菌 　腸炎ビブリオ 病原性大腸菌 　腸管出血性大腸菌 (O157) 　毒素原性大腸菌など	黄色ブドウ球菌 ボツリヌス菌 セレウス菌（嘔吐型）
	カンピロバクター　　ピロリ菌[*] リステリア　　　ウェルシュ菌	プレジオモナス セレウス菌（下痢型）	

ウイルス（感染性胃腸炎[***]）	**寄生虫**
ノロ,ロタ,アデノ,(A型・E型肝炎[**]）など	アニサキス,赤痢アメーバ,ジアルジアなど （日本住血吸虫,エキノコックス)[**]

動物性自然毒　（ふぐ等）　　　**植物性自然毒**　（きのこ等）　　　　（化学物質による胃腸炎）

[***]本来なら,細菌等によるものも含まれるのであるが,
　　診断の困難なウイルスの場合に,このような"診断名"をつけることが多い.　　　　[**]肝臓に感染　　　[*]主に胃に感染

は**腸炎ビブリオ**によるものが多かったが，その後，肉や卵製品を食べるように
なり**サルモネラ**，最近では**カンピロバクター**が多い．さらに2013年より寄生
虫によるものも食中毒の統計に含めたところ，今は**アニサキス**によるものが**件
数としては一番**となった（但し，患者数としては少ない）．これは，同じ魚でも
生きのいい生の魚を食べるようになったためと思われる．ウイルスによるもの
は40％程であるが，小児の場合はウイルス（ロタやノロウイルスなど）によるも
のが細菌によるものよりも多い．なお，ウイルスの場合は診断が難しいので，
最初，**"感染性胃腸炎"**と診断されることが多い．表には消化器感染症という
ことで胃や肝臓に感染するものも記載した．以下，病原性大腸菌，ノロウイル
ス，ロタウイルス，ピロリ菌，カンピロバクターによる感染を説明するが，黄
色ブドウ球菌とボツリヌス菌による毒素型中毒に関しては，それぞれ皮膚およ
び神経疾患の項に，アニサキスは寄生虫の項に記載した．

表7-2　代表的な細菌性の腸管感染症

病名(菌名)		潜伏期	症状など				
			嘔吐	腹痛	発熱	下痢	その他
3類感染症	腸チフス (チフス菌など)	2～14日	+	±	特徴的な熱型	悪臭のある泥状便	脾腫 皮疹など
	赤痢	1～4日	±	+ (下腹部)	+	粘血便 (テネスムス)	A群は病原性が強い
	腸管出血性大腸菌	3～5日	+	++	+	水様→血便	溶血性尿毒症症候群(HUS)
	コレラ	1～3日	++	±	−	水様 (米のとぎ汁様)	
細菌性食中毒	感染型	病原性大腸菌	12～48時間	症状などに関しては5種類の病原性大腸菌によって異なる. (図7-1参照)			
		腸炎ビブリオ	3～48時間	++	++	(高熱でない)	水様血便 (精液臭あり)	
		サルモネラ (腸炎菌など)	10～70時間	+	++	++ (高熱)	粘血便 (黒緑色)	
		カンピロバクター	2～6日 (遅い)	±	+	+	水様～粘血便	小児に多い
		エルシニア (エンテロコリチカ菌など)	不明 (早くはない)	+	+	+	水様性～粘血便	乳幼児に多い 菌は4℃でも増殖可→泉熱
	毒素型	セレウス菌	下痢型8～16時間 嘔吐型1～5時間*	− ++	+		水様性	
		ウェルシュ菌	8～20時間	±	+	±	水様便	
		黄色ブドウ球菌	1～6時間 (早い)	++	+	±	粘血便 (軽症では−)	
		ボツリヌス菌	6～72時間	+**	+**	−	+**→	便秘,眼症状筋肉麻痺など

リステリア菌(4℃でも増殖可)も注目されている.
  *　わが国では嘔吐型がほとんどである(どちらの型も症状は軽い).嘔吐毒は胃酸に耐性であり,毒素型の中毒を起こす.
 **　ボツリヌス毒素による症状ではなく,他の因子によるもので発症当初に認められる.

(表は中村信一氏より)

1-1　病原性大腸菌(広義)

　病原性大腸菌は,毒素の産生遺伝子や細胞内に侵入する遺伝子などをコレラ菌や赤痢菌などからもらって"悪者"になった大腸菌であり,前者は**毒素原性大腸菌**(ETEC),後者は**侵入性大腸菌**(EIEC)と命名された.従って,毒素原性大腸菌は**コレラ**と,侵入性大腸菌は**赤痢**と類似の症状を示す;前者は細胞を傷めないので,腹痛も少なく,出血もしないので**米のとぎ汁様の下痢**(白痢)を,後者は細胞を傷めるので,腹痛も激しく,**粘血便やしぶり腹**(便意を催すが排便はない状態)を呈する.O157を代表とする**出血性大腸菌**(EHEC)の**ベロ毒素**(志賀毒素様毒素,Stx)の遺伝子は志賀赤痢菌由来である.O抗原として

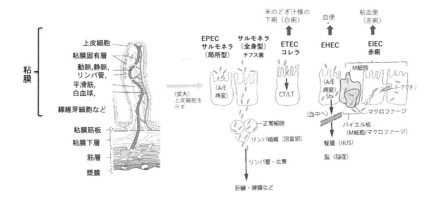

腸管壁の構造と菌の感染様式を示した（右側には上皮細胞等を拡大）. EPEC（狭義）は局所型の
サルモネラと，ETEC はコレラと類似で，それぞれ軽い炎症や米のとぎ汁様の下痢を起こす.
EHEC は局所で炎症を起こし，重症の場合は多量の出血（血便）を起こすと共に，ベロ毒素が血
中に移行し HUS も起こす. EIEC と赤痢菌は腸のリンパ節であるパイエル板の M 細胞より侵入し周
囲に感染し，粘血便を起こす. 全身型サルモネラを起こすチフス菌も，リンパ組織で増殖し，リン
パ球を利用して全身に移動すると考えられている. なお，無鞭毛の赤痢菌は，菌の一端に F- アク
チンを形成して移動する.

図7-1　病原性大腸菌と他の菌との関係およびその症状

157の他，26，103，128 などを持つ幾つかの菌にも伝達されているのであるが，
件数としてO157が突出しているので，その名前が有名になったのである. 菌
は局所で増殖し細胞の傷害を起こすと共に，ベロ毒素が血中に入り，腎臓や脳
で作用し，**溶血性尿毒症症候群**（HUS）や**脳症**をきたし重症化する. さらに，
菌は100個ほどの**少数で感染**可能であった. 最初，米国でハンバーグやハン
バーガーを食べた人に流行した. これは，悪性化した菌がまず牛の腸内に生息
し，屠場での解体の際に肉を汚染したためであった. その後，菌は広く環境を
汚染し大変な状態になったのであるが，これらが解明されるにつけ，対策が強
化され件数は激減している（法としてはハサップ/HACCPが制定された）. 最も軽
い症状を起こす大腸菌は**病原性大腸菌**（EPEC）といわれるが，これは局所感
染するサルモネラと類似した普通の急性胃腸炎である（発熱，下痢，腹痛など）.
病原性大腸菌というと，この狭義の意味で使用する場合と，これまで説明した
全ての病原性大腸菌を含む**広義**の使用がある. このことから広義の病原性大腸
菌を**下痢原性大腸菌**という場合もある. これらの関係を**図7-1，7-2**に示した.
なお，狭義の病原性大腸菌と類似の症状を乳幼児に示すものがあり，**凝集付着**

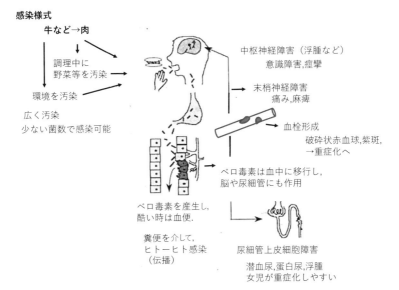

感染様式

牛など→肉

調理中に
野菜等を汚染

環境を汚染

広く汚染
少ない菌数で感染可能

中枢神経障害（浮腫など）
意識障害,痙攣

末梢神経障害
痛み,麻痺

血栓形成
破砕状赤血球,紫斑,
→重症化へ

ベロ毒素は血中に移行し,
脳や尿細管にも作用

ベロ毒素を産生し,
酷い時は血便.

糞便を介して,
ヒト-ヒト感染
（伝播）

尿細管上皮細胞障害

潜血尿,蛋白尿,浮腫
女児が重症化しやすい

菌はベロ毒素（志賀毒素様毒素，Stx）を産生し，腸粘膜および脳や尿細管などで作用し，血便や溶血性尿毒素症候群(HUS)，脳症をきたす.

図7-2(a) 腸管出血性大腸菌(EHEC)

性大腸菌（EAggEC）と呼ばれるが，ここでは説明は省略した．EIECとEHEC
は主に大腸で，その他のものは主に小腸で増殖する．

1-2 ノロウイルスとロタウイルス

　ノロウイルスは小型球形（正20面体）のRNAウイルスで，エンベロープは
なく，**エタノールの他，塩素消毒にも強い**．O157と同じく100個程の**少ない
数で感染**するが，O157と異なり冬に多く，下痢の他，激しい**嘔吐**も呈する．
30以上の遺伝子型があり，新型も発生し，かつ，免疫も短期間で消失するよ
うで，ワクチンも薬もない．通常は**経口&接触感染**であるが，**嘔吐物を吸入**し
た後（従って飛沫感染），嚥下により胃腸に達し発症することもある．以上のこ
とから，2次感染も多く，老人ホームなどでは大きな**集団発生**となることがあ
る．特に学童や老人では脱水や嘔吐物による**窒息**にも注意が必要である．上記
のように塩素にも強いので，下水処理で生き延びるものがあり，これが海に達
すると，海水と一緒に**牡蠣**に取り込まれその中腸腺に蓄積される．これを加熱

ベロ毒素（Stx)の作用；コレラ毒素と比較して

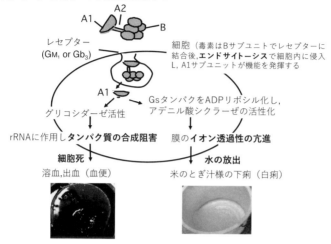

ベロ毒素（志賀毒素様毒素, Stx）とコレラ毒素（CT /ETEC の LT も同じ）は分子量（大きさ）は異なるが類似の形態をしており，1 分子の A(active) サブユニットと 5 分子の B(binding) サブユニットよりなる．前者のレセプターはガングリオシド Gb3 で，毒素は N グリコシダーゼ活性を持ち，タンパク質の合成を阻害し細胞を傷害する（これにより血便となり腹痛も激しい）．後者のレセプターは GM1 で，毒素により膜のイオンの透過性が亢進され，細胞内の水を外に排出する（細胞傷害は少なく，白痢となり腹痛も軽い）．

（便はカラー図譜1）

図7-2(b) 腸管出血性大腸菌(EHEC)

しないで食べると発症するのである（私は，"医療関係者は充分に加熱しない牡蠣は食べるな" と言っている）．ノロウイルスは米国のノーウオークで起きた中毒由来なのでその様に命名された．類似のウイルスにサポウイルスがあるが，これは札幌で分離されたものである（当時の札医大の浦澤正三氏が分離）．

ロタウイルスはノロよりも大きな正20面体のRNAウイルスで，車輪状を呈しているのでロタウイルスと命名された．広い範囲のpHや温度で生存できるが，エタノールはそれなりに効く．日本では3〜5月に，2歳頃までの乳幼児に主に感染し（5歳以下），**米のとぎ汁様の下痢**や**嘔吐**をきたす．下痢はウイルスの腸上皮細胞での増殖と共に，ウイルスの特定のタンパク質が，コレラ毒素のように細胞膜の水の透過性を亢進させるために起こる；これらのことから，かつては「**小児仮性コレラ**」と，現在は（**冬季**）**乳幼児嘔吐下痢症**といわれる．糞便中にはノロと比較して遥かに多くのウイルスが排出されるので，2次感染（伝播）に対する注意が必要である．恐ろしいのは脱水と稀に認められる脳炎

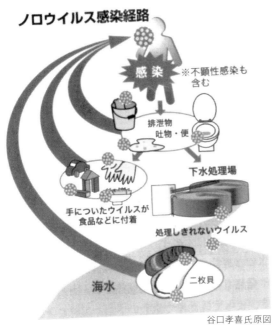

ノロウイルス感染経路

感染

※不顕性感染も
含む

排泄物
吐物・便

下水処理場

手についたウイルスが
食品などに付着

処理しきれないウイルス

海水　　二枚貝

谷口孝喜氏原図

糞便等に排出されたウイルス
の一部は下水処理で生き延び
海水中へ.

プランクトンを食べる牡蠣では
海水を大量に取り込む.海水中の
ウイルスは中腸腺に濃縮・蓄積
される.

このような牡蠣を十分に加熱
しないで食べると発症する.

下痢のみならず嘔吐も起こし,少
数で感染するので,広く二次感染
(伝播)を起こす
;排便後,蓋をしないで流すと,
ウイルスが舞い上がり,次の人に
感染することもあり.

牡蠣は生で食べない！

図7-3

などであるので，症状が続く場合は早めに入院するのがよい．脱水対策が不十
分な途上国では，今でも乳幼児の重要な死因である．EHEC，ノロ，ロタの特
徴を表7-3に，最後に，食虫毒に対する一般的な注意点を表7-4に示した．

表7-3　EHEC(O157など) とノロ,ロタウイルスとの比較

	EHEC	ノロ	ロタ
病原体の特徴	病原性大腸菌の一種，ベロ毒素を産生し，血便とHUS	正20面体，小型のRNAウイルスで，カプシドが花の萼状，エンベロープは無い．下痢&嘔吐	正20面体，RNAウイルスで，カプシドが車輪状．エンベロープは無い．白色下痢（仮性小児コレラ)&嘔吐で脱水症に．
	どちらも小児〜成人に少数で感染する．また，二次感染（伝播）も起こし，感染者数が多い		生後6か月〜2歳頃までがピークで，6歳以下の小児下痢症の代表例．
感染時期	夏期	冬期	冬〜春（3〜5月）
一次感染源	色々な食品等→通常の対策を厳重に	生牡蠣（中腸腺）	乳幼児が多く食品等は不明．下痢便中にはノロの場合よりも遥かに多い数のウイルスが存在しているので，これを介して感染が拡まる．
二次感染源	便等	便や吐物→衣類なども	
消毒	通常の手指消毒で効果あり	アルコールはほとんど効かない．手指は擦式消毒の後，よく洗い流す．	アルコールは多少効きにくいが有効．
	便，吐物等は次亜塩素酸ソーダ(0.5%程)で，衣類・食器等は加熱や次亜塩素酸ソーダを（トイレの便は，フタをしてから流す）		
加熱	75℃，1分以上	85℃，1分以上	不明※

※EHECとノロの中間と推察される．なおこの温度は食品の表面の温度ではなく，内部のものである（中心温度）．

表7-4 食中毒を防ぐポイント

1) 食材
・新鮮なものを購入（殻に亀裂の入った卵はダメ）.
・肉や魚などの血や水分が他の食品につかないようにする.
・冷凍食品などは最後に購入.

2) 冷蔵庫での保存
・詰めすぎない（7割以下）,小分けをして保存.
・開け閉めを少なくする（庫内温度は<u>少なくとも10℃以下</u>）.
・なるべく早く食べる.

3) 調理
・頻回の洗浄と消毒（<u>手,食材,まな板,包丁,ふきんなど</u>.
　　加熱しない食材用のまな板,包丁を用意する；肉,魚用と生野菜用を区別
　　ふきんなどの代わりに紙ペーパー
・解凍は冷蔵庫内か電子レンジ,流水を使用
・食材は十分に加熱（<u>80℃,数分</u>）
・調理後,すぐに食べる（清潔に保存）
・残ったものはなるべく捨てる

4～10℃および42~45℃で増えるものや,酸,食塩,乾燥などに強いものあり.
（芽胞は100℃でも死なない,耐熱性の毒素もあり）

微生物,特に細菌は増殖が早い！

コラム── 「緒方洪庵」と「オランダおいね」と「コレラ（コロリ）」

　筆者は岡山大学で教鞭を執っていた. 岡山に関係する微生物学者としては緒方洪庵, 桂田富士郎, 秦佐八郎が挙げられる. 後2者に関してはそれぞれ日本住血吸虫症と梅毒の項に記載したので, ここでは緒方洪庵について述べる. 緒方洪庵は江戸時代の後半に, 足守藩*（現, 岡山市の一部）の武士の三男として生まれた. 身体は弱く, 小さい頃から学問に励んでいた. 医師になるべく17歳からは大阪, 次いで江戸, 最後は長崎で蘭学, 西洋医学を学んだ. その後, 大阪で開業し, 蘭学塾**「適塾」**を開いた（建物は現在も保存されており, 国の史跡・重要文化財に指定されている）. この塾の門下生には福沢諭吉, 橋本左内, 大鳥圭介, 佐野常民（日本赤十字創設）, 長与専斎（日本の衛生行政の祖）など錚々たる人がいる. 医師としては佐賀藩が輸入していた痘苗（種痘, 痘瘡ワクチン）を入手し, 痘瘡（天然痘）の予防接種を始めた（洪庵も8歳の時に痘瘡にかかった）. 最初は, 「痘苗は牛で作製しているので, 打つ（接種する）と牛になってしまう**と噂されたのであるが, その有効性を示し大いに貢献し, 最後には幕府に要請され「奥医師兼西洋医学所頭取」となった. 非常に博識で, 日本初の病理学の訳書である『病学通論』や, 当時流行ったコレラの治療方法を示した『虎狼痢治準』なども記載している. 岡山在住時, 私は何度か足守を訪れ緒方洪庵を偲ぶと共に, 教室には先生の写真を飾っていた. ある時, 教室に実習に来た医学生の緒方君が, 緒方洪庵の直

106

系であると述べたので絶句してしまったことがある.

　さらにもう一つ，岡山と関連するオランダおいねの話を紹介する．「おいね」は，ドイツ人医師シーボルトと楠本滝との間に生まれた娘，**楠本イネ**（俗にオランダおいね）のことである．イネは19歳の時に長崎から岡山に移り，シーボルトに学んだ石井宗謙のもとで産科学を学び，日本初の女性産科医となった．6年あまり岡山で過ごしたが，石井宗謙の居宅があった通りは，現在，「オランダ通り」といわれている．大学から歩いて行けるおしゃれな繁華街であり，よく飲み会があった．筆者は酔った頭で，長崎かどこかで，緒方洪庵（1810～1863）とおいねさん（1827～1903）は会う機会があったのでは，などと想像しながらこの通りを歩いたものである.

＊　足守藩は，1601年に，太閤秀吉の正室北政所の兄であった木下家定が開いたもので，14代当主は木下利玄である．武家屋敷や庭（近水園）などはよく保存されている（緒方洪庵誕生の碑もあり）.

＊＊　免疫のワクチンの項のジェンナーに関するコラムで説明したように，痘瘡ワクチンは牛ではなく馬由来であった．従ってこれは「馬になってしまう……」が正しかったのである．この頃，緒方洪庵の種痘の方法も，また，痘苗を遠方に運ぶ時の方法も，小児から小児にその腕の皮膚に順次接種するというものであったが，この方法はジェ

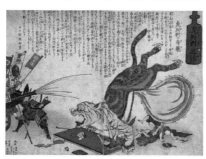

コロリの図

江戸時代には，コレラはその高い死亡率からコロリ（虎狼痢）と呼ばれた．そのうち世間では，頭は虎（コ），動体は狼（ロ），狸（リ）の睾丸を持つ怪獣として表現された.

ンナーが開発したものであった．大発見は時空を超えて世界各地に伝わり多くの人を助けたのである．緒方洪庵と福沢諭吉のエピソードもよく知られている．諭吉は適塾の門下生の中でもとくに優秀であったので，洪庵も目をかけており，諭吉が重い感染症（腸チフスといわれている）に罹ったとき自ら看病したとされる．二人とも，武士としては出世できなかったが，学問で超一流となったのである．適塾，慶應義塾という私学を立ち上げ，多くの人材を育成した教育者でもあり，研究者・教育者の鏡のような方である.

コラム —— Typhoid Mary（腸チフスのメアリー）

　チフス菌に関して，20世紀初頭の米国で有名な事件が起きた．1883年にアイルランドからニューヨークに移住した**メアリーさん**に関することである．彼女は1900～1907年の間，住み込み料理人として幾つかの家で働いていたが，彼女の異動に伴い計22人の腸チフスの患者が発生し1人が死亡した．当時，腸チフスで**健康保菌者**（無症候性キャリア/不顕性感染）があるとは思われていなかったが，

これを疑い，糞便等を調べ，チフス菌を認めた（健康な彼女は説得に応ぜず激しく抵抗したが，強制的に調査したとされる）．その後，1）食品を扱う職業には就かない，2）居住地を明らかにする，という条件付きで解放されたが，やがて連絡が途切れ所在不明となった．1915年，ニューヨークで再び腸チフスが流行し，25人の感染者と2人の死者が出たが，これも隠れて働いていた彼女が原因であった．その後，亡くなるまでの23年間，病院に隔離されていたが，介護なども手伝っていたとのこと．死後，病理解剖により，彼女の**胆嚢**から菌が分離された．これにより，腸のリンパ節で増殖した菌は，その後全身感染するが，胆嚢に住み着き，胆汁と共に腸に排出される（最終的には便に）ことが明らかになったのである．メアリーさんはこの強烈な菌にも負けない，超元気な方であったのだろう．

1-3　ヘリコバクターとカンピロバクター

　どちらも微好気性菌であり，ヘリコバクターは胃に，カンピロバクターは小腸に感染する．どちらも培養が難しい菌であったため，近年，ようやくその存在が判明した（ピロリ菌に関してはコラム参照）．

　ヘリコバクターは既に述べたように，通常，3歳以下で菌を持っている家族や幼稚園の仲間などから感染する．その後，数十年に渡り胃に生息するのであるが，この間に身体によくない食生活や精神的なストレスなどの刺激があると，胃炎，胃潰瘍などを発症する．さらに1,000人に1人程は胃癌を発症する．胃はpH2.0以下の胃液があるため，微生物は住めないと推測されていたが，この菌は胃液を中和する仕組みをもっていた．通常は胃のムチン層に生息するが，一部は胃の細胞に結合する．この時，線毛に似た構造の分泌装置を介して**エフェクター**（影響を与える物の意味）を細胞内に注入する．これにより，最終的に**癌遺伝子の活性化**と**癌抑制遺伝子産物の阻害**，**細胞間接着の低下**などが起こり発癌すると報告されている（**図7-4**）．同じピロリ菌でも，日本を含む東南アジアのエフェクターと，欧米のものとでは少し異なり，前者の方が発癌性が強いので，これらの国では胃癌が多い．このため，現在，日本では大人のみでなく中学生や高校生の除菌も勧められており，今後は大幅に胃癌が少なくなることが期待されている．

　カンピロバクターは小学校などの給食による食虫毒などで，これまでの病原菌が認められない物から，特殊な培地を用い微好気培養することにより分離された．今ではサルモネラや病原性大腸菌よりも多くの中毒数を起こしている（原因は鶏肉が多い）．この疾患では免疫の項で説明したように，菌の抗原の一

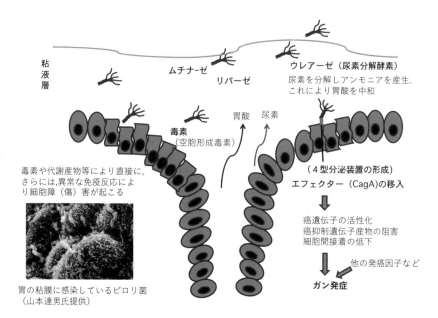

図7-4　ピロリ菌の病原性

部と，人の神経の末端などに共通抗原（構造）が認められるので，菌に対する抗体が人にも作用し運動機能障害などを起こす**ギランバレー症候群**を発症することがある．これまでに米国の大統領など有名な人が発症している．筆者が大学生の頃のアイドルであった大原麗子さんもその一人であったので，講義の際に紹介していたが，近年の学生さんは大原麗子さんを知らないのである．困っていたところ，2016年6月，朝日新聞道内版に，函館市内在住の方の**"素晴らしいお話"**が取り上げられていたので，それを講義で紹介したところ，ご本人と家族的に仲良くしているという学生さんがいた．偶然に驚いたが，講義での使用の許可も頂いたので，この話もコラムで紹介する．

コラム —— ピロリ菌発見に神の祝福あり

　日本では，胃炎や胃潰瘍は昔から多い．その病変部を顕微鏡観察した方は，**らせん菌**がよく認められることは知っていたと思われるが，胃液の存在する所に菌は棲みつけず，一過性のものであろうと考えた．しかし，オーストラリア

の**ウオレン氏**（病理学）は，若き内科医の**マーシャル氏**と一緒にこの菌の培養を試みた.

　胃のらせん菌ということで，カンピロバクターと類似の培地を用いて微好気培養を試みていたが，なかなか成功しなかった．**1982年の4月の復活祭の時に**，菌を塗った（塗抹した）培地を孵卵器に入れたままにしていたところ，お祭りが終わった時には菌が増えていたのである．菌の増殖は遅く，1週間ほどの培養が必要であったのだ．彼らの情熱と努力に神様が微笑んでくれたのであろうか．その後，この菌は胃炎や胃潰瘍のみならず，胃癌との関係も明らかになり，2人は**2005年にノーベル賞**（医学生理学）を受賞したのである.

　なお，菌の病原性を調べるため，マーシャル氏と他の方が菌を飲んだ．胃炎等を発症したが，定着・増殖した菌を除菌することにより治癒したと報告されている．ピロリ菌だからできた行為だが，まさに，コッホの原則を自分の身体で証明したわけであり，その発想・情熱には脱帽である.

コラム ── ギランバレー症候群に関する素晴らしいお話

　看護師として元気に勤めていた田村さんは，突然ギランバレーを発症した．通常のものよりも痛みが激しく大変であったが，絵が好きだったので，病室で絵を描いた．田村さんの近くに入院していた，騎手の卵で，乗馬中に落馬し重度の脳障害をきたし全ての反応を消失していたTくんが，彼女の描いた"ウマ"の絵にのみに反応し，"ありがとう"と言い，手足も少し動かしたとのこと．そこで田村さんは，不自由な体で，彼のためにしっかりとした馬の絵を何とか

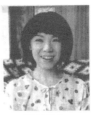

田村さん

書き上げ進呈した．このようなことがあり，田村さんも病気との戦いに頑張れ，元気になり，「ふんばれ，がんばれ，ギランバレー」という漫画を出版した．好きなものを介しての素晴らしい交流である．お二人が，ますます元気になられることを祈念している.

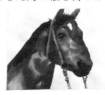

T君にあげた馬の絵

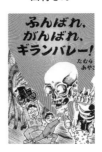

第7章　重要な微生物感染症
第7章2　呼吸器感染症

1．呼吸器の特徴と疾患

　呼吸器は鼻より空気を吸い込み，肺（肺胞）で酸素と炭酸ガスの交換を行う．通常，鼻腔，咽頭，喉頭蓋までを**上気道**，気管，気管支，肺胞を**下記道**という（**図7-5**）．上気道では上皮細胞は**線毛**を持ち，線毛で微生物を排出する．この機能を援助するのが，上皮細胞のところどころにある**杯細胞**といわれる**粘液分泌細胞**である．さらに，**咳受容体**もあり，微生物により刺激を受けると三叉神経や迷走神経などを介し延髄の咳中枢を刺激し，**くしゃみや咳**を生じ，それらを排出する．リンパ組織も多数存在するが，特に口蓋（口蓋垂の左右に各1個），耳管（中耳と咽頭を結ぶ左右の耳管開口部の近くに各1個），舌（1個），咽頭[1]（アデノイド，1個）と命名された大きな組織（**扁桃**）を持ち，全体として輪状（**ワルダイエル扁桃輪**）を形成して対応している．また，肺には**肺胞マクロファージ**が存在する．さらに，肺胞上皮細胞には，ガス交換をしている**I型肺胞上皮細胞**の他，**II型肺胞上皮細胞**がある．この細胞は，呼吸をスムースにさせたり，免疫を高めたりする（微生物を覆い，貪食されやすくする）リポタンパク質（**肺サーファクタント**）を産生している．このように微生物対策はしっかりととられているのであるが，時に感染が起こる．

　図7-5に示したように，上気道感染ではくしゃみ，咳により，微生物が存在

1　感染により扁桃は肥大することが多いが，肉眼でよく分かるのは口蓋扁桃の肥大である．鼻咽腔後壁に存在する咽頭扁桃（アデノイド）の肥大は肉眼では分からないが，3〜7歳の小児ではこれが肥大し，呼吸障害等を生じることも多い（アデノイド顔貌を呈することもあり）．ここに菌やウイルスが増え感染源となると共に，（III型）アレルギーを惹起することも提唱されている．咽頭は耳管を介して中耳とつながっているので，互いに感染が伝播することもある．なお，扁桃は扁桃腺と呼ばれることもあるため，これと口腔に唾液を分泌する**唾液腺**（耳下腺，舌下腺，顎下腺）と混同されやすい．アデノイドによく感染するウイルスとしてアデノウイルスがある（アデノイドから分離されたのでこの名前になった）．また，耳下腺に感染し流行性耳下腺炎（おたふくかぜ）を起こすのがムンプスウイルスである．

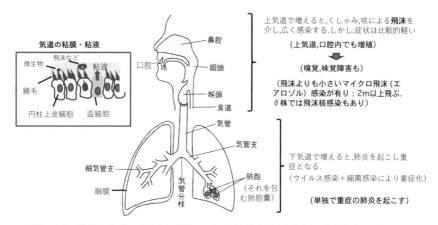

新型コロナの特徴を（　）で示した．新型コロナでは，発症前からウイルスを排出する，あるいは，排出するウイルス数が多い人もいるので感染は広がる．また，単独で肺炎等を発症し重症化するが，時に**サイトカインストーム**などの免疫異常も起こす．

図7-5　ヒトの気道感染部位と症状（新型コロナの特徴）

する**飛沫**を排出するので**感染を拡げる**．通常，この部位だけでの感染ではあまり重症化はしないが，下気道の気管支や肺に炎症が起こると，呼吸を悪化させるので大人でも**重症**となる．新型コロナは，口腔から肺まで全ての領域で増殖可能なので，感染力も重症化力も強い（口腔や鼻の奥の上鼻甲介でも増殖するので，味覚や臭覚の障害も起こす）．既に説明したように，**飛沫**には粘液などの水分が含まれているが，これから水分が抜け大きさが5μm（5/1000mm）以下になったのが**飛沫核**である（消毒の項91-92頁参照）．飛沫は2m以内しか飛ばないが，飛沫核になると空気の流れにより相当に広がる（これを**空気感染**ともいう）．これまではこの2つに分けていたが，最近の新型コロナの経験により，この中間もあるとなり，これは**エアロゾル（マイクロ飛沫）感染**などといわれている[2]．厄介な問題は，症状がないのに微生物を排出している**不顕性感染者**である（106-107頁のコラム　Typhoid Maryを参照）．これは感染初期ならず病後にも起こるが，新型コロナでも若い人はこの傾向が強く，重要な感染源となっている（特に酷い人を**スーパースプレッダー**という）．気道感染はウイルスが主体で，そ

2　92頁で説明したように，大きさは5μm以下であるが，まだ水分を多く含むもので，ここではマイクロ飛沫（micro droplet）と記載する．詳細は図7-9に示した．

の後，細菌が混合感染し悪化させることも多いが，新型コロナでは単独で肺炎を起こすとともに，サイトカインストームや抗インターフェロン抗体の産生などの**免疫異常**も起こし重症化する．以下，まず細菌感染，次いで，ウイルス性の風邪等の後に，特定のインフルエンザと新型コロナの高病原性の理由等について説明する．

2. 細菌性の疾患

2-1 百日咳，ジフテリア，肺炎，結核など

上気道では，乳幼児～小児に対する**化膿レンサ球菌**や**インフルエンザ菌**，**百日咳菌**や**ジフテリア菌**による感染が多いが，化膿レンサ球菌に関しては皮膚・粘膜の項に記載した．百日咳やジフテリアでは産生する毒素等により，特有の激しい咳や気道の閉塞をきたすので重症となる．両疾患の咳は特有であり，百日咳では痙攣性咳嗽の発作（**スタッカート**）の後，吸気にヒューという音（笛声）を発する（この状態を**レプリーゼ**という）．これらの状態を含め咳が数週間も続くので百日咳と命名された．逆にジフテリアでは大きな咳をした後，汽笛や犬の遠吠え様の音を発する（従ってこれは呼気に出現）．毒素により咽頭粘膜傷害を起こし**偽膜**を形成し気道を閉塞する．さらには少し時間が経ってから，血中に移行した毒素により呼吸筋や心筋などに麻痺をきたすこともある（**後麻痺**）．下気道では**肺炎レンサ球菌**（通常，肺炎（双）球菌）や**結核菌**の他，**マイコプラズマ**や**クラミドフィラ**[3]によるものが多い．免疫力が低下すると，**レジオネラ**，薬剤耐性の黄色ブドウ球菌（**MRSA**など）や**緑膿菌**，**クレブシエラ**（肺炎桿菌）なども多くなるが，特に近年，MRSAが変化を来たし，医療関連施設のみでなく市中でも感染するようになり注目されている（**市中感染型MRSA**）．これまで重要な菌に対してはワクチンが開発されてきたが，百日咳ワクチンに関しては日本が主役であったので，次のコラムで説明した．その後，小児用のインフルエンザ菌（**Hibワクチン**），小児と高齢者用の**肺炎球菌ワクチン**が外国で開発され，日本でもようやく接種されるようになった；これらは菌の莢膜を用いた成分ワクチンである．結核は昔から恐れられていたが，体力と衛生環境の向上により，日本でも相当少なくなった．以前は学童時，**ツベルクリン反応**を行い，陰性者に**BCGワクチン**を接種していたが，学童時のワクチン接種は効

---

3 胸部のレントゲン像では，一般細菌（特に肺炎球菌）による肺炎は広い領域がはっきりと白く濁って写るが，マイコプラズマやクラミドフィラの場合は，ウイルス性の肺炎と同様にすりガラス様となるので，これらを**異型**（非定型）**肺炎**という．

果が少ないことが判明し，現在では1歳までに，ツベルクリン反応を行うことなく接種するように変更された（感染症法の項参照）．元来，結核はほとんどが**不顕性感染**であり，菌は肺野にマクロファージ（**類上皮細胞**という）などで囲まれ増殖を抑えられている（コラム参照）．それが高齢になると免疫力が低下するので発症することがある（初感染時に稀に発症するものを**1次結核**，これを**2次結核**という）．先進国では年間の新規患者は10万人あたり10名以下である．日本でもこれに近づいてきたが，最近は高齢者と東南アジア等からの来日者が増加しているので，これらの方からの感染が認められ，なかなか10名を切れない状態であった．2022年8月，厚労省は2021年度のこの数字が初めて10以下（9.2）になったことを報告した．世界的には，結核は感染症の**世界三大疾患**（結核，AIDS，マラリア）の一つであり，毎年，100万以上の方が死亡している（後述の図7-10）．特に免疫不全の**AIDS**患者の結核感染と，**薬剤耐性の結核菌**の増加が大きな問題となっている．菌の培養は困難であるが，コッホの成功後，日本では小川培地が開発された．また，喀痰中の菌数を数えて（**ガフキー号数**），排菌・伝播の危険性も判定されているが（カラー図譜1），現在ではさらによい培養法や診断法が開発されている[4]．この後，コラムで正岡子規の結核を説明した後，ピロリ菌と結核菌を比較して，その感染性の特徴を，再度，まとめてみた．最後には結核菌に類似の菌であるライ菌や非結核性抗酸菌，さらには，レジオネラに関して説明した．

4　診断には以前は遅延型皮内反応である**ツベルクリン反応**もよく用いられたが，最近は菌の特異抗原でリンパ球を刺激してIFN-γの上昇をみる試験（**IGRA**, interferon-gamma release assay）や**PCR**である．また，薬剤治療は長期に渡るので，医療関係者が患者の内服を確認する**DOTS**（directly observed treatment, short-course）が勧められている．

コラム —— 百日咳との戦い；新しいDPTワクチンの開発

　百日咳は乳幼児では恐ろしい病気であり，ワクチン未接種の途上国では毎年数十万人が死亡している．以前は日本でも類似の状態であったが，死菌ワクチン（P）の単独接種（1950年）に始まり，ジフテリア（D）との2種接種，次いで破傷風（T）も加えた3種混合ワクチンが開発され激減した；D，Tはトキソイドワクチン．しかし，Pワクチンの副反応が問題になり（これは内毒素が主原因），1970年代からはDTワクチンが主流となり百日咳が増加した．その後，内毒素などを含む死菌ではなく，不活化した百日咳毒素や，菌の細胞への結合に関与しているタンパク質（F-HA）を主体とした**無細胞ワクチン**（acellular vaccine）/ 成分ワク

チン（component vaccine）が日本を中心として開発され，新しい混合ワクチンが作製された（これを欧米ではTDaPと，日本ではDPTと記載している）．日本では1981年より新しいDPTワクチンが導入され，すぐにその効果が認められた．しかし，ワクチン効果は通常10年もすると低下することから，時に成人の感染が問題となる．このため欧米ではDとaPを減らしたもの（Tdapと記載）を成人用ワクチンとして接種している．日本では幼少期にDPTを（Ⅰ期）*，11～12年後にDTをⅡ期として接種しているが，欧米のように後者を上記の成人用ワクチンにしてはとの意見もある．

＊　2012年からはこの3種に不活化したポリオワクチン（IPV）が加えられ，4種で接種している．百日咳のaPワクチンは日本の予防衛生研究所（現在の国立感染症研究所の前身）の佐藤勇治氏が中心になり開発したものである．これと，後述の水痘ワクチンの開発以降，日本から新しいワクチンは出ていないので，新型コロナを契機に，再びよいものが開発されることを期待している．2022年にかけて，新型コロナワクチン接種の問診を担当していたが，あれだけの人に注射器で接種するのは大変だなと見ていた．ワクチンの冷凍保存が困難な地域（国）もあるだろう．これらを解決するワクチンも開発していただきたい．もちろん，飲むワクチンは既に幾つかあるが，これに加え，食べる，あるいは，鼻に噴霧するようなワクチンの開発もこれまで試みられていた．このようなワクチンができると，注射の嫌いな子供や大人も大いに安心でき，血管迷走神経反射も少なくなるであろう．

コラム —— 正岡子規と結核

江戸幕府が終わりに近づいた1867年に，現在の四国・松山市で藩士の子として生まれた．第一高等中学校（現在の東大教養学部）に入学し，俳句を作り始める．在学中*の1889年に喀血し，雅号として「子規」を用い始めた．子規とはホトトギスのことで，喀血した自分自身を，血を吐くまで鳴くというホトトギスにたとえたものである．1895年には松山に帰郷し，当時松山中学校に赴任していた親友夏目漱石の下宿で静養した．翌年，結核菌が脊椎も冒し脊椎カリエスを発症し，数度の手術も受けたが病状は好転せず，やがて臀部や背中に外瘻（フィステル）ができ，膿が流れ出るようになった．1899年夏以降亡くなるまでの約3年間は寝たきりであった．あまりの苦痛のため時には自殺も考えたが，母と妹による献身的な介護と，弟子である高浜虚子や伊藤左千夫らの支援により生き続け文筆活動も続けた（一部は口述）．伊藤左千夫の案で子規が庭を楽しめるよう病室の障子をガラス戸に換えたという．作品，「仰臥満録」は日記であり，「墨汁一滴」や「病牀六尺」は新聞に連載した随筆である．「病牀六尺」では，「病牀六尺，これが我世界である．しかもこの六尺の病床が余には広過ぎるのである．わずかに手を延ばして畳に触れることはあるが，蒲団の外へまで足を延ばして体をくつろぐこともできない．甚だしい時は極端の苦痛に苦しめられて五分も一寸も体の動けないことがある……」で始まり，最後のほうでは，「悟りという

ことは如何なる場合にも平気で死ぬことかと思っていたのは間違いで，悟りということは如何なる場合にも平気で生きていることであった」と述べている．1902年，35歳で亡くなったが，辞世の句は「糸瓜咲て痰のつまりし仏かな」である．

> ＊　在学中，他のスポーツには見向きもしない文学青年が，野球だけには夢中で，多くの英語の野球用語に対応する以下のような日本語を考案した：打者，走者，四球，直球など．病牀六尺の世界になる前に，このような時期があったことを知り，少しホッとした．

コラム ── 結核菌とピロリ菌は昔からあり，人と共存するような様式で重症化をきたす

結核菌とピロリ菌は増殖が遅く培養は困難であったが＊，前者はコッホにより1882年，後者はマーシャルとウオレンにより1983年に培養された（いずれもノーベル賞を受賞している）．この両菌は，**エジプトのミイラ**の解析により当時から人に感染していたことが明らかになった．両菌の感染様式は類似した点がある；どちらも初感染時にはほとんど病気を起こさず，数年〜数十年経ってから発病する．この間，ピロリ菌は胃の**ムチン層**を中心に生息しているが，ここには免疫細胞は少ないと推察される．時々，上皮細胞に接着し，エフェクター等を注入し，後年，病気を起こすと共に，上（唾液）や下（大便）などを介して，弱い乳幼児等に経口感染する．結核菌はもともと食細胞に強い**細胞内寄生菌**であり，かつ，細胞壁には糖脂質を多く含み免疫を強く誘発する．初感染時，マクロファージなどを刺激し，これらの細胞（通常の大きさのものを類上皮細胞，細胞が合体し大きくなったものをラングハンス細胞という）などに取り囲まれた"**肉芽腫**"の状態で，静かに長期間生存する．後年，宿主の免疫能が低下すると眠りから覚め増殖し発症させる（これを**2次結核**という）と共に，周囲の人にも感染する；感染力の強い**飛沫核感染**（**空気感染**）である．時に，病巣部のマクロファージの機能を亢進させ＊，周囲の正常細胞を殺傷して**空洞化**を起こし，より容易に増殖し周囲への感染を大いに拡大する．このように人と共存する感染様式で，大昔から生存してきたものと思われるが，最終的には胃癌や重症の結核を起こし死亡させる．菌も賢い（したたかな）のである．我々も数種類の抗菌剤等を併用し両菌の治療方法を開発したが，ここでも耐性化が起こり，菌と人の戦いが続いている．

> ＊　ピロリ菌は遺伝子の数が少ない．結核菌はリボソーム系の発達が悪い．このため，両菌とも栄養要求性が高く，増殖は遅い（特に結核菌の分裂は，人の細胞並みの遅さである）．なお，通常の結核は気管系への感染であるが，これが血管を介して拡大すると，肺では**粟粒**結核（広範囲の肺に粟粒の大きさの病巣が出現）となり，また，全身の臓器にも感染するようになる．ピロリ菌の場合も，胃疾患のみならず，赤血球や血小板数を減少させ貧血や紫斑病を起こすこともある（**胃外病変**）．また，多くの仲間が発見され，胃疾患の他，動物などでは肝炎（や肝癌?）などをおこす菌や，動物

（ペット）から人への感染も知られてきた．やはり歴史のある菌なのである．結核で
の空洞形成は，マクロファージが機能を亢進し，酸素よりスーパーオキシド（活性酸
素，免疫の項を参照）を多く産生し，異物のみならず周囲の正常の細胞を殺傷するこ
とが主原因である．類似のことは，喫煙，飲酒，肥満などでも起こり，血管内皮細胞
等を傷害し生活習慣病を起こすといわれている（この場合は **"酸化"** による傷害とい
われており，抗酸化作用のある食品等の摂取が勧められている）．大変よい機能も，
生活習慣が悪ければよからぬ結果をもたらすのである．大いに注意して頂きたい．

2-2　非結核性抗酸菌とライ菌

結核菌は細胞壁に脂質を保つため，酸やアルカリに強く**抗酸菌**と呼ばれる
（しかし，このため，アルコールには弱い）．類似の菌に，**ハンセン病を起こすラ
イ菌と非結核性抗酸菌**がある．いずれも培養は難しく，ライ菌はいまだに培養
はできない．ライ菌は患者から**ハンセン**により発見された菌であるので，病名
は現在では**ハンセン病**といわれる[5]．非常に感染力の弱い菌であり，ごく一部
が発症するのみである．しかし，発症すると神経や眼の障害や，一部の人では
顔面等に腫瘍ができることなどから，日本では1907年に「癩予防ニ関スル件」
を制定し，人里離れた場所に建設した公立療養所に患者さんを隔離する政策を
とった．上記のように感染力は非常に弱く（多くは鼻粘膜や皮膚の傷から感染す
るので，この点にさえ注意すればよい），かつ，1943年には結核の1治療薬がこの
病気にも効果があることが，さらに1981年には結核と同様の3剤併用療法がよ

---

[5] ハンセン（1841～1912）はノルウェイの病理解剖学者である．当時，Lepra（ライ病）は
遺伝性疾患と考えられていたが，彼はその発症・伝搬や病巣を詳細に解析し，病気は親か
ら子に伝わらず，病巣には特定の菌が存在する事を認め（最終的にはコッホの結核菌染色
法を使用），1874年に遺伝病ではなく感染症であることを学会に提唱した．学会ではなか
なか認められなかったが，1877年には，ノルウェイでは患者を隔離し，消毒等を行う政策
を開始したため，その後，患者数は激減した．これにより，1900年代になり，欧州の学会
でも彼の説の正しさを認め賞賛したのであるが，彼とノルウェイの役人（?）の素晴らしさ
には感嘆する．これに対し日本ではノルウェイとは少し異なる方向へ進んだ．近年，この
病気に関する大きな法律は3回制定されている．1907年のものは放浪している患者さんを
救済しようとする意味もあるものだったが，その後患者さんを「隔離し管理する」方向に
進み，1931年，1953年にそれぞれ癩予防法，らい予防法を制定し，1948年には遺伝病でも
ないのに，患者さんを優勢保護法の対象としたのである（子孫をつくらせないようにした）．
岡山県には瀬戸内海の1つの小島に2カ所の国立療養所がある．今も多くの人が入所して
いるが，素晴らしい医療施設の他，イベントなどができる会館や，幾つかの宗派のお寺や
教会もある．岡山大学では授業の一環として学生さんを連れて行くこともあるが，これと
は別に療養所を頻繁に訪れ入所者さんと交流していた学生さんのグループもあった．筆者
も一度同行したが，学生さんの自主的行動は，穏やかな瀬戸内海をわたる風のように爽や
かであった．

いことも判明した．しかし，上記の隔離政策は1996年まで続けられ，この間，患者対応に一部誤りがあったことが問題となった；現在，国は誤りを認め賠償を進めているが，患者さんの受けた被害は計り知れない．我々研究者も決して忘れてはいけないことである．

非結核性抗酸菌は環境にいる菌で，次のレジオネラと同様に，ヒト―ヒト感染はしないと考えられている．日本では*M. avium*と*M. intracellulare*という2種類の菌による感染が多いが，両者は区別しにくく，**M. avium complex（MAC）症**といわれる．多くは免疫不全者や肺基礎疾患に続発する日和見感染であるが，時に基礎疾患が認められない時もある（これは閉経後の女性に多い）．

2-3 レジオネラ

菌は，1976年，米国の古いホテルで行われた退役（在郷）軍人大会の参加者に発生した肺炎より初めて分離され，**在郷軍人**を意味するレジオネラ（*Legionella pneumophila*）と命名された．空調設備が古く，冷却水中で**アメーバに共生**していた本菌が，クーラーから冷風と共に撒かれていた．本菌の培養は非常に難しいのであるが，自然界では湖や温泉など，人工的なものでは冷却塔，噴水，循環式風呂など広く分布している；培養にはpHを補正し，増殖阻害要因を除くBCYE（buffered charcoal yeast extract）培地が用いられる（コロニーはカラー図譜1参照）．通常はアメーバなどの体内に共生しており，マクロファージなどに貪食されても殺菌されない**細胞内寄生細菌**である．この性状に加え，配管の内壁，さらには循環式の風呂の場合，水を濾過するフィルター内で**バイオフィルム**を形成するので，幅広い温度，環境で生きられる（バイオフィルムに関しては第6章の「日和見感染・医療関連感染」の項を参照）．その後，日本でも幾つかの温泉などで本症が発生した．多くは免疫力の低下した方への感染であるので，年をとった親のため循環式風呂を用意したり，古い，あるいは一部循環式の温泉などに連れて行くなどは，慎重にしたほうがよいと思われる．また，噴水やビルの屋上から飛んでくる冷却水にも注意が必要だ．免疫力が低下すると，世の中，危険がいっぱいなのである．

3. ウイルス性の疾患

上気道感染としては，**鼻炎，副鼻腔炎，扁桃・咽頭炎**などが，下気道炎としては**気管支炎や肺炎**がある．**風邪**というのは通常は上気道炎であるが，小児や老人では下気道にも達することもある．インフルエンザや新型コロナなどでは，

呼吸器のみならず全身に感染が拡がり，種々の症状が出現するようになる．いずれも，細菌感染が併発するとさらに重症化する．

3-1 上気道炎；風邪症候群

ライノウイルス，コロナウイルス，RS（respiratory syncytial）ウイルスなどによる．

　ライノウイルスは150以上の血清型があり，かつ，免疫ができにくいので人は何度でも，年間を通して（特に春，秋）感染する．コロナウイルスでは，重症化しない4種類のものが起こす（図7-7）．これも免疫ができにくく再感染を起こすが，冬に多い．RSウイルスは感染すると，細胞同士が融合し大きくなるのでこの名前がついた（大きな**融合細胞**の事をsyncytiumという）．これも免疫ができにくく，冬に多い．この他，C型インフルエンザも年間を通して感染する．

3-2 下気道炎；気管支炎や肺炎

　コクサッキー，エコー，**アデノ**，**麻疹**など，様々なウイルスがあるが，ここでは重症感染を起こす**インフルエンザとコロナウイルス**について説明する．まず，両ウイルスの分類や，形態，レセプター，その結合タンパク質などの特徴を**図7-6，7-7**に分かりやすくまとめたので，ここではその説明は省く．また，日本感染症学会が提言した両者の違いを**表7-5**に示した．以下，新型コロナウイルスに関し，インフルエンザウイルスと比較しながら説明する．難解と思うが，このウイルスの特徴，何故パンデミックを起こしたかの理由を理解するために，よく読んで頂きたい．

3-3 新型コロナウイルスの特徴とその対策；インフルエンザと比較して
a）ウイルスの侵入機構；フーリン切断サイト

　上述のように両ウイルスとも上気道のみならず下気道に感染し，さらに全身感染を起こす．鳥に対し高病原性のH5N1鳥型ウイルスと今回の新型コロナウイルスを調べたところ，両者は類似の機構により高病原性になっていることが判明した．ウイルスの大まかな増殖様式は総論で説明しているが（図3-2），以下，その詳細を記す．両ウイルスともレセプター結合タンパク質（インフルエンザはHA，コロナはSタンパク質）でレセプターに結合した後は，細胞の膜に包まれた状態で細胞内に侵入する（膜に包まれたものをエンドソーム，この現象

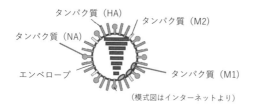

タンパク質（HA）
タンパク質（M2）
タンパク質（NA）
エンベロープ
タンパク質（M1）

（模式図はインターネットより）

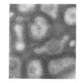

「影響」を意味するイタリア語influenzaが語源

- A, B, C型有り．**A型**は人の他，鳥や豚などに感染し，**パンデミック**も起こす．B, C型は人のみで，流行は地域的となる．通常，鳥のウイルスは人には感染しない*．
- A〜Cとも**分節型の遺伝子**（一本鎖のRNAで，A, B型は8分節で，C型は7分節），
- エンベロープは突出したタンパク質（**スパイク**）を持つ．これにはHAやNAがあり，**HA**でレセプターに結合し，細胞内で増殖した後，**NA**の働きで細胞から放出される．
- A型ではHAはH 1〜H18の18種類，NAはN1〜N11の11種類有り．ウイルスは毎年これらの型の抗原性を少しずつ変え流行する（これを**連続変異／小変異**という）．また，数年（10年程）に一度，大きく変わり大流行を起こす（これを**不連続変異／大変異**という．右の表参照）＊＊．

A型インフルエンザの流行

1918〜57	H1N1	スペイン風邪
1958〜67	H2N2	アジア風邪
1968〜現在	H3N2	ホンコン風邪
1978〜現在	H1N1	ソ連風邪
2009〜現在	H1N1pdm ＊	（ブタ由来）

＊ソ連風邪よりも，最初のスペイン風邪に近いものである．

　＊人型及び鳥型ウイルスのレセプターは糖鎖であり，それぞれ，ガラクトースにシアル酸が$\alpha 2-6$，および，$\alpha 2-3$結合したものである．人の上気道には人型ウイルスに対するレセプターのみが多いので，鳥型ウイルスは増えにくい．
　＊＊これは，豚では人と鳥のウイルスの両方が増殖するので，両者が豚に感染し，これらのウイルスの間で，大きな遺伝子の組換えが起こるためによる．

図7-6　A型インフルエンザウイルスの特徴

をエンドサイトーシスという）．その後，ウイルスはエンドソームから外へ出なければならないのだが，その詳細も判明した（正しくはエンドソーム内にエンベロープ等を残し，これらより離れたヌクレオカプシドが細胞質に移動する機構）．

　上述の結合タンパク質は機能的には2つに分かれており，前半部分はレセプターへの結合を（**結合部分；HA1とS1**），それに続く部分はエンドソーム膜への融合・貫通を担当しており，ここでは**膜貫通部分**と記載する；**HA2とS2**．この部には疎水性のアミノ酸が多いため，エンドソーム内のpHが酸性になると，ウイルスのヌクレオカプシドがエンドソーム膜を通過できる**隙間**（孔）を形成するのであるが（**図7-8**），この現象が成立するためには，結合部分と膜貫通部分の間に**切れ目**（切断）が入り，後者が機能できるようになる必要がある．

　通常のウイルス感染では，両者は**上気道の細胞が持つトリプシン様酵素**により，エンドソーム内で切断される．しかし，H5N1や新型コロナウイルスの場

タンパク質
S, スパイク
E, エンベロープ
M, マトリックス
N, ヌクレオカプシド

レセプターへの結合タンパク質はS protein

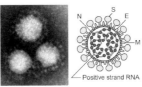

（模式図はインターネットより）

	ウイルス名	レセプター	疾患
αコロナウイルス属	HCoV-229E	Aminopeptidase N(APN)	風邪
	HCoV-NL63		風邪
	HCoV-OC43	9-0-acetylated sialic acid	風邪
	HCoV-HKU1		風邪
βコロナウイルス属	SARS-CoV-1	Angiotensin converting enzyme-2(ACE2)	**重症亜急性呼吸器症候群(SARS),** 2002年,中国より（コウモリ由来でハクビシンなどを介して）
	SARS-CoV-2		**新型コロナ（COVID-19)**,2019年,中国より
	MERS-CoV	Dipeptidyl peptidase 4 (DPP 4)	**中東呼吸器症候群(MERS),** 2012年,サウジアラビアより（コウモリ由来でラクダを介して）

図 7-7　コロナウイルス科

表 7-5　インフルエンザと新型コロナの比較

	インフルエンザ	COVID-19
症状の有無	ワクチン接種の有無などにより程度の差があるものの，しばしば高熱を呈する	発熱に加えて，味覚障害・嗅覚障害を伴う事がある
潜伏期間	1〜2日	1〜14日（平均5，6日）
無症状感染	10% 無症状患者では，ウイルス量は少ない	数%〜60% 無症状患者でも,ウイルス量は多く,感染力が強い
ウイルス排出期間	5〜10日（多くは5〜6日）	遺伝子は長期間検出するものの,感染力があるウイルス排出期間は10日以内
ウイルス排出のピーク	発症後2〜3日後	発症日
重症度	多くは軽症〜中等症	重症になりうる
致死率	0.1%以下	2〜3%

日本感染症学会提言（2020/12/11 改定）

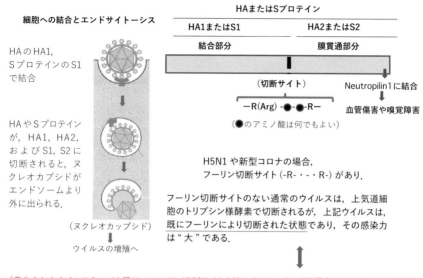

図7-8　H5N1インフルエンザウイルスと新型コロナウイルスの増殖機構

合は，R（アルギニン）‥Rという特殊な配列（フーリン切断サイト，‥の部はど
んなアミノ酸でもよい）を持っており，トリプシン様酵素とは異なり，ほとん
どの細胞がゴルジ装置に持っているフーリン（furin）という酵素で切断される
ようになっていた（ゴルジ装置に関しては図1-4参照）．膜貫通部分を通りエン

　　ここで説明したウイルスの細胞内への侵入機構は，筆者が研究していたボツリヌス毒
　素が標的細胞である神経細胞に侵入する機構と類似している（図7-14）．ウイルスと毒
　素では大きさは相当異なるが，エンドサイトーシスという機構は同じということなので
　あろう．問題は，新型コロナウイルスがフーリン切断サイトを保持していた点であるが，
　この理由はまだ不明である．なお，図7-6で示したように，鳥のインフルエンザウイル
　スは，通常，人には感染しないのであるが（レセプターの関係から，人の上気道細胞に
　は結合できず感染は拡がらない）．H5N1やH7N9というウイルスは（多少）人にも感染
　するようである．従って，これらの2種類の鳥型インフルエンザウイルスは危険である
　ということで，日本の感染症法では，SARS，MERSなどと同様に2類感染症として監視
　している（新型コロナは最初 "指定感染症"，次いで "新型インフルエンザ等感染症" に
　指定された．これらに関しては後述の感染症法の項を参照）．

ドソームより脱出したヌクレオカプシドは，脱核を完成させた後，RNAの複製とタンパク質の合成を行う（素材の合成）．この時，リボソームで合成されたウイルスタンパク質はゴルジ装置に送られるのであるが，ここでHAやSタンパク質はフーリンにより切断される．従って，完成されたウイルスは最初からここに切れ目を持った状態となり，切れ目を持たない通常のウイルスと比較し伝播力／感染力がはるかに増していたのである．このことが，これらのウイルスの感染力の強さの大きな理由なのであるが，さらに新型コロナの場合はS2の端で，血管内皮細胞や上鼻甲介に分布している嗅覚細胞等に存在するneutropilin1をレセプターとして結合し，血管傷害や嗅覚障害を起こすとのこと．

b) 変異株の変遷とその対策（ワクチンを中心として）

　両ウイルスとも容易に変異をきたす．インフルエンザの変異は，図7-6で説明したように組換えによる遺伝子の大きな部分の変化である．これに対し新型コロナの場合は，遺伝子の塩基配列の1個の変化である（**置換**という）．置換に関しても細菌学の総論の遺伝子の変異の項（図2-4）で説明しているが，例えば英国株の重要な変異はN501Yであるが，これはSタンパク質の最初から501番目のアミノ酸がN（アスパラギン）からY（チロシン）に変わったことを意味する．即ち，遺伝子の塩基配列が，アスパラギンのAACからチロシンのUACに変わったためである；A（アデニン）がU（ウラシル）に置換された．変異株としてはさらに南アフリカ，ブラジル，インドと増えたが，いずれも置換によるものである．WHOは変異株を国名で表現するのはよくないと考え，これらをそれぞれ α，β，γ，δ と記載することになったが[6]，これらの変異により，感染力が増強されることと，ワクチン接種により産生された抗体との反応性が低下すること（ワクチン効果の低下）などが心配される．実際，イギリス（α．アルファ）変異株はSタンパク質の立体構造が変化し，レセプターへの結合能

6　WHOは変異株を，その社会への影響を考え，**VOC**（variants of Concern　懸念される変異株）と**VOI**（variants of Interest　注目すべき変異株）に分けている；変異により感染力が変化し，複数の国で感染が広がっているのがVOIであり，その中で特にその被害が大きいものをVOCとし，VOCには上記の α，β，γ，δ が指定された（2021/9）．オミクロン株（B.1.1.529系統の変異株）は非常に変異しやすく，感染の中心となる株はBA.1～BA.5系統と変遷している．また，これらの株は点変異による変異であったが，インフルエンザウイルスのように「**組換え**」で生じた株も出現している（組換えが起こったと考えられる場合には，ウイルス名には**BA.X**などのようにXを使用）．

が5倍程に増加を，また，ブラジル株（γ，ガンマ）はN501KとE484Kの二重変異により，抗体のウイルスへの結合能が1/10程度に低下していると報告された．しかし，ワクチン接種により，ほとんどの方ではこれらの変異効果をカバーするだけの抗体量（力価）や細胞性免疫が誘導されているので，あまり心配しなくてもよいとも報告された．少し安心していたが，インド株（δ，デルタ）は厄介であった．これにはL452RとE484Qという変異であったが，前者ではレセプターへの結合性が上昇するばかりでなく，細胞性免疫から免れるという；特に日本人の場合，その6割程はHLAのA24という型の細胞傷害性T細胞（CTL）を持っているが，これがデルタ株を攻撃しにくいとのこと（HLAやCTLに関しては免疫の項を参照）．また，2021年7月末，CDCはデルタ株は空気感染もすると発表した．それまで東洋人は重症化しにくいといわれていたが，デルタ株に関しては日本人は該当しなくなるかも知れないと危惧されたのであるが，幸いなことに，デルタ株は自然に勢いがなくなりオミクロン（o）株が出現した（デルタ株では増殖に伴って出現する遺伝子の変異（エラー）を修復できなくなり"自滅"したのではとのこと）．また，HLA-A24を持つCTLに関しても新しい報告が出た．これはカゼを起こすコロナウイルスの感染時にも出現・反応するが，後日，カゼコロナウイルスと共通抗原を持つ新型コロナウイルスが感染してきた場合は，新型コロナウイルスの増殖を阻害するという．上記のように日本人の6割はこのタイプのCTLを持つが，欧米人では1〜2割であるので，これが，日本人が新型コロナで欧米人に比較して重症化しない理由の一つではとの説である（重要な共通の部分として，Sタンパク質のペプチドQY1が挙げられていた．デルタ株の場合は，このような反応が起きにくかったと推察される[7]．

　mRNAやDNAワクチンでは，ウイルスの変異に応じてワクチンの塩基配列を変更した**修正ワクチン**は容易に作製できる．現在のワクチンで変異株の感染を予防（少なくとも重症化の予防）ができればよいが，最悪の場合は修正ワクチ

---

[7] 新型コロナに対して日本人が重症化しにくい理由としては，上記の他，種々の説が出ている．最初，BCGとの絡みなどもいわれていたが，ごく最近では欧米人に比較し多くの日本人が持つ特定の腸内細菌の効果との説も発表された．BCGも腸内細菌も免疫に大いに関係するので，その結論も"さもありなん/なるほど"と理解できる．従って，"抵抗性"には色々なことが関与しているようである．なお，上記の風邪コロナウイルスに感染すると，新型コロナによる重症化を抑えるということから，現在，これまでのコロナウイルス間で共通ないくつかの抗原を利用してワクチンを作製し，さまざまなコロナウイルスの感染を抑えるという**万能（ユニバーサル）ワクチン**の開発も進んでいる．

ンしかないのかも知れないと思っていたが，オミクロン株の出現により，日本を含む多くの国では3回目のワクチン接種が開始された．2回接種で免疫が確立されても半年もすると下がってくるので，もう一度接種してさらに免疫を高めて，変異株も含めて予防しようということである．私の属する国立病院では，職員は国民のモデルとなり率先して2回のmRNAワクチン接種を行い，副反応の出現や抗体価を検討した．対象者が数百人で，抗体価は数十〜数千（ほとんどは数百倍以上）であり，重大な副反応は今のところないが，発熱等が酷く2回目の接種をしなかった人も数名いた（このデータは欧文誌に発表されている）．mRNAの開発・安全性に関しての意見はこの後のコラムに記載したが，同じワクチンの3回以上の接種に対する私の考えは，少なくとも抗体価が相当高かった人（やはり若い方が多い）には必要ないのではというものだ．いかに安全と思われても，異物の接種であるから少ないほうがよいわけであり，過剰な免疫反応も心配である[8]．自分の反応性や免疫状態を知りワクチン接種の判断をするためにも，また，免疫状態と発症および重症化などとの関係を解析するためにも，2回（あるいは3回）接種後には少しでも多くの方の抗体価を測定すべきではと考えている（できれば細胞性免疫の状態も．また，本当は総じての抗体価ではなく，ウイルスの感染を阻止する**中和抗体価**が重要であるので，特定の方のみでもこの測定を行うのが理想である）．国民の抗体価測定やウイルス（抗原）の検出・同定のための検査体制の確立は，今後も科学的な対策を進めるために大いに役立つであろう．これらにより，幾つかあるワクチンの特徴や異なりなども明らかになれば本当に有難い．上記のHLA-A24の件を見ても，色々なデータを集積し解析することは必須である．是非，企業や国の枠を超え進めて頂きたい．話が大きくなってしまったが，当病院での3回目の接種では多くの方の抗体価が飛躍的に上昇した．これまでに大きな副反応は出ていないとのことで，当初の目的は達成されているようだ[9]．

　オミクロン株により感染者が急上昇し，2022年（令和4年）1月27日より多

8　新型コロナ感染者ではSタンパク質のN端側に抗体が反応することにより，ウイルスがその3次構造を変化し，レセプターへの結合性が増加する場合もあることが報告された（抗体により感染の増強が起こる**抗体依存性増強**である）．予期せぬ悪い効果であるが，このようなことは以前にもデング熱ワクチンで報告されている．今回，このようなことがワクチン接種により起こるかはまだ報告されていないが，ワクチン接種によりサイトカインストームなどが起こる可能性はあるわけで，どのような免疫反応が亢進するか，しっかりした解析が必要なのである．

くの都道府県で「蔓延防止等重点措置」が開始された．2021年の秋にはデルタ株による感染が治まりホッとしていたのに，年末年始の人の移動等によりこの状況となった．オミクロン株は小児も含め感染力は強いが，あまり重症化は起さないとされる．従って，学童や都会から地方へ帰省した若者からの感染が多かった（各地で成人式もあり，その後の宴会も多かったのではとのこと）．今後も性状の異なる変異株が出てくるであろう．しかし，ウイルス自体の本態も相当判明し，効果のあるワクチンや治療薬も開発されてきた．相手が分かればその対策も進む．まず，ワクチンを2回接種しても抗体価が低い方，一度も接種していない方になるべく接種して頂き，これまでいわれている日常の予防対策

9　私自身は2回目の接種後，高熱が出て少し朦朧としていた（そのためか車を家の車庫に接触させてしまった）．副反応が酷かったので，抗体価は数百倍とそれほど高くはなかったが**記憶細胞**は出現しているであろうと判断し（何とか重症化は抑えるのではと考え），また診療行為はしていないので，3回目は接種せず，毎日の予防対策をしっかり行っていた．2022年になり，横浜国立大学から，3回目のワクチン接種により，中和抗体価が有意に上昇することが報告された．私は同年5月に大阪方面へ出かけることになった．私は2回接種しても抗体価の上昇があまりよくない老人であり，2回目の接種後約1年も経ていたので“危険；自分が感染し，他の方に迷惑をかける”と判断し，4月に3回目の接種を受けた．2回目まではファイザー社のワクチンで，3回目はモデルナ製であったが，副反応は非常に軽かった．5月に入り抗体をチェックしたところ，2回目よりも100倍以上上昇していたので，安心して大阪に出かけられた．なお，ファイザー社とモデルナ社のワクチン，どちらがよいかと質問を受けるが，1）ワクチン接種後の反応は人それぞれであり，成人～高齢者の接種はどちらでもよいのでは．2）3回接種するなら1回は異なるものを接種するのもよいのではと．さらに，ワクチンを接種しても感染した，効果はないのでは，との質問（怒り）には以下のように回答している．インフルエンザや新型コロナのワクチンでは，ウイルスがヒトの細胞に結合するのを阻害する抗体を産生させる（コロナのmRNAワクチンでは細胞性免疫も上昇する）が，抗体はウイルス自体を殺さないので完全な感染阻止は難しく，重症化を防ぐ効果が主体となる．両ウイルスの場合は容易に変異を起こすので，この傾向はさらに大である．しかし重症化を抑えることは非常に大事なのである．軽く感染することでそのウイルスに対してより強い人となり，将来的にはウイルスと共生する社会になると思われる．したがって，「感染したのは残念ですが，ワクチンのおかげで軽くすんだのかも．これでさらに感染に強くなったと思われるので一安心ですよ」と．
　日本では2022年4月より，ノババックス社から移管を受けた武田製薬が製造したリコンビナントワクチンも接種可能となった．また，ファイザー社とモデルナ社はこれまでのワクチンを一部修正して，BA.1株にも対応できるワクチンを開発したが，日本政府はこれらの接種を2022年9月から開始すると発表した．従来型のワクチンからmRNAワクチンも得られることとなった（既にBA.5用のワクチンも作製済みと報道されている）．私自身は老人であり，3回目のmRNAワクチンの接種では副反応も少なかったので，今後，必要に応じ修正ワクチンを接種するつもりである．これまで述べてきたように，筆者は慎重ではあるがワクチン接種は必須であると思っている．しかし世の中には反対の立場の方もいる．本書ではワクチンの副反応も含めそれなりに説明したつもりなので，読者には参考にしていただき，判断をしていただきたい．

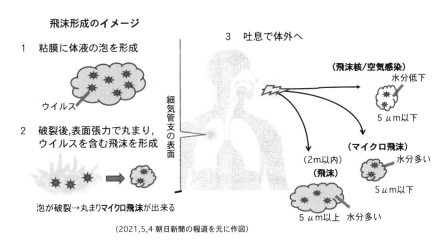

図7-9　エアロゾル感染について

を継続し，世界の様子を見ながらそれなりの対応をとりつつ，長く付き合うしかないように思う．なお，コロナのみならず色々な病気で重症化しやすい老人に対する対策の私案は本書の最後（感染症法の項）に記載した．

c) マイクロ飛沫感染

　呼吸器感染では，大きさが5 μm以上の**飛沫による感染**と，それ以下の**飛沫核による感染**（空気感染）が知られていた．飛沫はあまり飛ばないので2mの間隔をとるとよいが，飛沫核になると空気の流れにのり遠くの人にも感染する．新型コロナではこの**両者の中間となる感染**があると結論され，**マイクロ飛沫（micro droplet）感染**と呼ばれている．しかし，明確な定義はなく，**大きさは飛沫核と変わらないが，飛沫核よりも水分の多い状態のエアロゾルによる感染**で，2m〜数m空中を浮遊し感染を起こすと捉えられている．このエアロゾルがどのようにできるのかに関する．オーストラリアの大学でのSARS-CoV-1を用いての研究を，2021年5月の朝日新聞が紹介している．

　飛沫核は空気中で飛沫から水分が抜けて形成されるが，これは全く異なる機序で形成されていた．患者さんの**細気管支**の粘膜表面で形成された**ウイルスを含む泡**が，呼吸により気管支が収縮・拡張する時に弾け，より**小さい飛沫（マイクロ飛沫）ができる**というのである（**図7-9**参照）．飛沫が上気道のみでなく**下気道でも，しかも小さなサイズのものができる**ことが明らかになった．大変

128

な驚きであるが，SARSのみならずインフルエンザなどでも類似の現象が起こることが推察されるばかりでなく，様々な水分量と大きさのマイクロ飛沫ができ，空気感染までではないが様々な距離を浮遊するものと思われる.

d）免疫の異常

感染により変な抗体が産生され，それによりさらに感染しやすくなるという抗体依存性増強に関しては既に説明した．インフルエンザと新型コロナでは，免疫が異常に亢進し，多種多量のサイトカインが産生・放出され，血管を含む全身の臓器に障害を起こす**サイトカインストーム**が稀に発生する．インフルエンザでは，これは特に幼児〜学童で起こる（特に1〜5歳児の脳炎・脳症）．これに対し，新型コロナでは幼児〜児童はあまり重症化しないが，理由は不明である[10]．この他，新型コロナ感染では**抗インターフェロン（自己）抗体**の産生も注目されている．インターフェロンに関しては感染・免疫の項のコラム（図5-3）で説明したが，ウイルス感染を抑制するサイトカインである．新型コロナの場合には，このインターフェロンに対する抗体が産生され，インターフェロンの作用が低下し重症化をきたすというのである．しかし，これも上記のマイクロ飛沫と同様に，新型コロナだけでなく，重症化する他のウイルス感染症の場合にも起こっている可能性はある．これらの免疫異常には，各個人の**遺伝子的な要因**が関与していると思われるので，これまで何度か記載したように，**白血球の型**（HLA）を含め，免疫機構・反応の詳細な遺伝子レベルでの総合的な解析が必須であろう[11].

3-4 インフルエンザと新型コロナのワクチンと治療薬

インフルエンザワクチンに関しては，既に説明した（図5-8）．ウイルスを孵化鶏卵で増やし，細胞に結合する機能を持つHAを精製した**コンポーネント**

---

10 ただしごく稀に，川崎病に類似したMIS-C（**多系統炎症性症候群**）が起こり，消化器や循環器症状，発疹などを示すことがある．子供が感染しにくい理由として，子供の細胞にはウイルスに対するレセプターの数が少ないことが主原因といわれているが，オミクロン株は子供にも感染する．ウイルスの変異によりレセプターとの関係も変わるのであろうが，オミクロン株は重症化しないのでMIC-S患者も少ないと聞いていた．しかし2022年9月に厚労省の専門家組織は，同年1月から8月までのコロナ感染症後に死亡した20歳未満の41人について報告した．死亡は発症から1週間未満が多く，0,1〜4,5〜11,12〜19歳のそれぞれの死亡者は8,10,17,5人であり，うち17人には基礎疾患もなかった．死因は心筋炎などの循環器系，急性脳症などの中枢神経系，肺炎などの呼吸器系がそれぞれ7,7,3人であった．新型コロナは幼児〜児童にも危険だと驚くと共に，ワクチン接種は必須であり，遺伝子ワクチンが不安な方は従来型のリコンビナントワクチンを接種すべきではと思った.

表7-6　新型コロナワクチン

弱毒化ワクチン	・コーダジェニックス社（米国）など	
不活化ワクチン	・**KMバイオロジクス（日本）** ・シノバック、シノファーム社（中国）など	
組換えタンパク質ワクチン	・**塩野義製薬（日本）** ・ノヴァヴァックス社（米国）/**武田製薬が日本で作製**　（2022年5月より接種可能となる） ・サノフィ社（仏国）など	
ウイルス様粒子 *ワクチン	・SpyBiotech社（英国）など**オクスフォード大**	*リコンビナントタンパク質を再構成して，ウィルス様粒子としたもの.
ウイルスベクター **ワクチン	・**IDファーマ（日本）/センダイVi/国立感染研** ・アストラゼネカ社（英国）/**アデノVi/オクスフォード大** ・ヤンセンファーマ社（ベルギー） ・ガマレヤ疫学・微生物学研究所（ロシア） など	**ウイルスをベクター（運び屋）として利用.
DNAワクチン ***	・**アンジェス社（日本）/プラスミド/阪大** ・ザイダスカディラ社（インド）など	***ウイルス以外のものを利用してDNAを運ぶ.
RNAワクチン	・**第一三共（日本：）** ・ファイザー社（米国）、モデルナ社（米国）2022年9月より修正ワクチンも	

(2021,1, BI japanに一部加筆)

（成分）ワクチンである．薬としては，細胞内で増殖したウイルスが，細胞から放出する際に必要なニュラミニダーゼ（NA）の機能を阻害するもの（タミフルなど）がよく使用されている．最近，吸入薬や点滴薬，さらにはウイルスの増殖そのものを抑える薬も開発され期待されたが，後者にはすぐに耐性ウイルスが出現している．

　新型コロナのワクチンは，生ワクチンから不活化ワクチンを含め，多くのタイプのものが各国で作製されている．2011年にインターネットに掲載された表に少し加筆して示した（**表7-6**）．大量に早く作製できるのは，新しく開発

11　2022年8月，いくつかの大学の共同研究グループである「コロナ制圧タスクフォース」は，日本人の65歳以下の患者さんにおける重症化の原因をNatureオンライン版に発表した：多数の患者さんと健常者との遺伝子型を網羅的に解析し，免疫に関与している"DOCK2"という遺伝子（Ⅰ型インターフェロン（IFN）の産生などに関与）の近傍領域に変化（遺伝子多型）が起こると遺伝子発現量が低下し重症化する．この遺伝子は日本人の1～2割に存在するが欧米人にはほとんどないので日本人特有の現象である，というもの．これまでは主にHLA遺伝子に注意していたが，それとは異なる遺伝子である．今後，この遺伝子を活性化する薬を開発し新たな治療薬とする研究も進めるとのことであるが，日本人による偉大な研究としておおいに期待したい．しかし筆者には，もしⅠ型IFNの低下が関与しているのならば，まずⅠ型IFNを投与するのはだめなのだろうかとも思える．

されたmRNAワクチンやウイルスベクターワクチンであり，多くの国ではこれらが使用されているが，使用までは前者は冷凍，後者は冷蔵保存しなければならない．両者とも，遺伝子を接種して結合タンパク質である**Sプロテイン**（**タンパク質**）を体内で産生させ，最終的にはその**抗体**を作らせる方法である（細胞性免疫も獲得される）．2021年末に，ノババックス社が従来の方法で作製したSプロテインを用いたリコンビナント（コンポーネント）ワクチンが登場したが，国内では武田製薬がこれを製造するという（これは2022年に使用が許可された）．国内でも，センダイウイルスやプラスミドにSプロテインのDNAを組み込ませたワクチンを，それぞれ国立感染研や阪大を中心に，また，リコンビナントワクチンや不活化ワクチンも塩野義製薬やKMバイオロジクスが開発中である．治療方法としては抗体療法と薬物療法がある．抗体としてはラクダに発見されたものも注目されているが，現在，実際に使用されているのは人工的に作製されたSプロテインに対する抗体である[12]．薬物としては，免疫異常反応を抑えるステロイド剤と，新しく外国で開発された抗ウイルス薬が使用されている；緊急事態であるので，外国で使用されている薬を簡単な治験で**特例承認**している[13]．

---

[12]　免疫の項で説明したように，これは**ヒト型のモノクローナル抗体**である．Sプロテイン内で，レセプターへの結合などに関与している部位（**抗原決定基**）に対して作製したものである．2021年7月に2種類の抗体を含む市販名ロナプリーブが，9月には単剤のゼビュディが特例承認された．両者とも点滴投与であるが，ロナプリーブは皮下投与も可能である．ロナプリーブは2種類の抗体を含むので，これによる治療は**抗体カクテル療法**とも言われる（前米国大統領トランプ氏が使用したので有名になった）．

[13]　抗ウイルス薬としては，外国で使用されていた点滴薬であるレムデシビル（RNA合成酵素阻害剤）が2020年5月に特例承認された．その後，経口薬であるモルヌピラビル（RNA合成酵素阻害剤，販売名ラゲブリオカプセルとニルマトレルビル・リトナビリル（プロテアーゼ阻害剤，販売名パキロビットパック）が2021年12月及び2022年2月に，基礎疾患などを持つ患者さんに使用できるように特例承認された．2022年12月には塩野義製薬の治療薬ゾコーバ錠が緊急承認されたが，いずれにしてもコロナウイルスは変異しやすいので，将来的にはワクチンと同様に修正/改善が必要と思われる．

コラム —— mRNA新型コロナワクチン

　2021年3月，国立病院に所属する筆者は新型コロナに対する**mRNAワクチン**を，我が国で最初のテストケースとして受けた．このような遺伝子ワクチンを人に投与するのは史上初めてのことである．この mRNA は，コロナウイルスが人の細胞のレセプターに結合するための**Sタンパク質**を**コードしており**（それを

形成する遺伝情報を持っているという意味），安定化のため脂質（脂質ナノ粒子）の膜で覆われている．接種されたRNAは近くの抗原提示細胞に取り込まれ，そこでSタンパク質を形成する（mRNAを包んでいる脂質の膜により，接種されたワクチンはリンパ系に入り，リンパ節で上記の反応が進む）．細胞はこれを抗原提示し，液性免疫（抗体の産生）と細胞性免疫（CTLの産生）が誘導される（免疫の項の図5-2参照）．その後，mRNAは速やかに，またSプロテインは数日で断片化されるという．接種後の動向として筆者が危惧していたのは断片化したRNAの動向である．このRNAは人ではnon-coding RNAであろうから，small RNAとなり，人の他の遺伝子の発現に影響を与え，何らかの重大な副反応を呈する可能性はあると推察された＊．その後，このmRNAワクチンの技術を中心的に開発したのは，1985年にハンガリーから米国へ移住した研究者（**カタリン・カリコ博士**）であることが報じられた．当時は東欧からの移住は簡単ではなく，全財産をテディベア（teddy bear）のぬいぐるみの中に隠し移住したという．それから数十年，幾多の苦難を乗り越えての開発である．私の大学在任中の教室の別名はDepartment of **small bear**（こぐま座）．偉大な博士とは何の面識もないが，博士の大仕事に“**bear**”が関与していたことを知り，このワクチンが素晴らしいものであるようにと，いっそうの祈念をした．

＊　small RNAに関しては第1章のコラム「人と細菌の遺伝子」を参照．これに関し少し調べてみると（残念ながら，大学を離れた筆者は原著論文の検索が上手ではなく，インターネットや一般書での検索である），ワクチン接種後，上記のようにSタンパク質に対する液性免疫と細胞性免疫が亢進する．その後このmRNAは速やかに（1～2日で）分解され，人のDNAに影響は与えないと記載されていた．筆者が心配していたsmall RNAによるDNAの発現への影響についての記載はみつからなかったのみならず，逆にsmall RNAを利用して新型コロナウイルスの増殖を抑制することを目指している論文が幾つかあった（植物ではsmall RNAを利用して病原ウイルスの増殖を抑制している）．カリコ博士らは，mRNAのウリジン（ウラシル＋リボース）を修飾し，抗原提示細胞内でトール様レセプターなどに非自己と認められないようにしてSプロテインの産生を促すと共に，RNAの構造や塩基配列の一部の変更やその他の改変をし，ワクチン接種により，ウイルスによる自然感染時よりも強く免疫反応が起こるようにしたという．長い基礎研究がこの非常事態で一気に開花・結実したのである．なお，カリコ氏と山中氏は，一時期，ハーバード大学に所属しており，カリコ氏は山中氏の開発したiPS細胞でmRNAの研究を行ったという．今世紀の医学的分野での最大と思われる2つの発見に接点があったことになる．ハーバード大学の素晴らしさに感嘆するのみである．

コラム —— アマビエとペストのお面（クチバシマスク）

　学問的に難しい話を続けたので，ここで一息，楽しい（?）話を紹介する．**ア
マビエ**とは江戸時代に流行った妖怪で，人々は災を防ぐためこれに祈ったとさ
れる．2020年，新型コロナの拡大阻止を願って，様々なアマビエが登場した．
なんと厚労省までもが作製した．筆者はこの絵を見て，中世の欧州でペストが
流行った時に，医師が感染予防のためにつけたお面を連想した．通常，ペスト
はネズミなどで増え，ノミを介して人に感染するが，一部，動物（リスなどの野生
の齧歯類や，ネズミを捕食するネコなど）から直接に感染することもある．菌は侵入
した近くのリンパ節/腺で増え**腺ペスト**を起こす．その後，菌は全身に拡がり，
肺ペストや**敗血症ペスト**となる．肺ペストでは**飛沫を介し**人から人にも感染す
る（上記の動物からも）．敗血症ペストとなると，皮下出血を起こすので**黒死病**と
もいわれる．現在では抗菌薬で治療できるが，薬のなかった時代では30%以上
の致死率であり，治療する医師も大変であったと思う．医師は特殊な仮面（**クチ
バシマスク**）のほか帽子，手袋をつけ，さらにガウンを着ている（写真）．私たち
が新型コロナの患者さんを治療する際の防護スタイルの原型のようでもある．
ノミ対策への効果は不明であるが（これには衣類を煮沸するのがよい），飛沫に対して
はそれなりに効果があったのではと推察される．ペスト菌の発見は1894年，香
港で流行していた際に北里柴三郎とYersinが別々に発見し，予防には齧歯類へ
の対策が重要であることが判明し，これを実行したため日本では流行が抑えら
れたという．現在では世界の一部の地域で散発するのみであるが，日本の感染
症法では一類感染症である（細菌ではこの菌のみ）．最後に朝日新聞に載った，今回
の新型コロナと世界3大疾患である結核，AIDS，マラリアでの患者数・死亡者
数を示した（図7-10）．新型コロナの患者数・死亡数は今後もそれなりに増加
すると思われるが，アマビエのご利益で，早く収まってほしいものである．

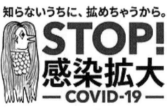

アマビエ

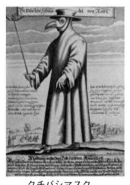

クチバシマスク

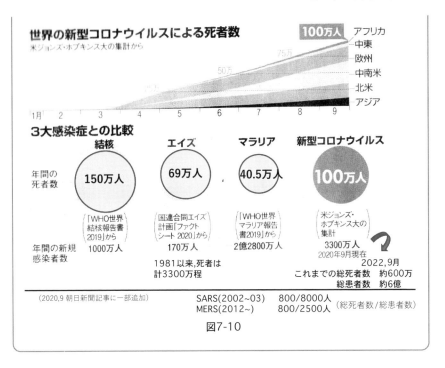

図7-10

第7章　重要な微生物感染症
第7章3　神経系感染症

1. 神経系の特徴と疾患

　神経系は，その部位により**中枢神経（脳と脊髄）**とそれ以外の**末消神経**に，その機能からは，**自律神経（交感神経，副交感神経）**と**運動神経，知覚神経**などに分類される.

　これらの神経やそれを包む髄膜に感染が起こる（**図7-11**）. 中枢神経には，微生物が血液などを介して行かないようにするため，**血液 ― 脳**，あるいは，**血液 ― 脳脊髄液関門**がある. しかし，幾つかの微生物が，血液や神経を介して感染し，**脳炎，髄膜炎，神経炎，脳膿瘍**などを起こす. 脳炎や髄膜炎は，細菌性よりも**ヘルペス，エンテロ（コクサッキーやエコー），ムンプス**などのウイルスによるものが多い. ヘルペスでは脳炎の他，神経に潜伏し**潜伏感染**を起こす. その他，蚊が媒介する**日本脳炎**や狂犬による**狂犬病**，さらには**プリオン**によるものもある. 細菌性髄膜炎としては，**インフルエンザb型菌，髄膜炎菌，肺炎レンサ球菌**などによる乳幼児～小児の感染が多いが，いずれもワクチンが開発されている（ただし日本では髄膜炎菌のワクチンはまだ定期接種ではない）. なお，細菌性髄膜炎の場合は化膿することが多いが，ウイルスの場合は化膿せず**無菌性髄膜炎**ともいわれる. 破傷風やボツリヌス中毒は炎症ではなく，産生された毒素による神経伝達の阻害である. ここでは，**ヘルペス**，脊髄前角で作用する**ポリオと破傷風**，末梢の神経・筋接合部に作用する**ボツリヌス中毒**について説明する（**図7-11**）.

2. ヘルペスとプリオン；潜伏感染と遅発性感染

2-1　ヘルペス

　ヘルペスは脳炎などの他，潜伏感染を起こす. その分類と疾患を**表7-7**にまとめた. **単純ヘルペスI型**は，通常，口内炎を起こした後，**三叉神経節**に潜伏する. その後，体調が低下した時などに，潜伏場所から神経を介し皮膚，粘

136

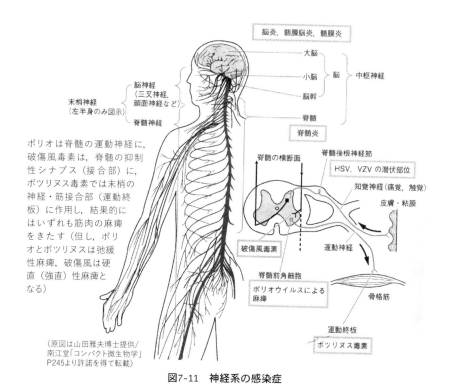

図7-11　神経系の感染症

膜に移動し，**水疱（ヘルペス）**を形成する．通常は口唇が多いが，眼瞼，角膜
などに出現することもある．また，水疱は知覚神経の末端にできるので痛みも
伴う．類似のことが仙骨神経に起きたのが**Ⅱ型**であり，**性器にヘルペス**を起こ
す．危険なのは，お産の際にこのウイルスが胎児に感染した場合で，時に新生
児は重症化し**ヘルペス脳炎**をきたすこともある．ほとんどの日本人は幼児期に
水痘（水疱瘡）にかかるが，このウイルスの多くは**脊髄の後根神経節（知覚神経）**
／肋間神経に潜伏する．後年，抵抗力が低下した時に，この神経に沿って帯状
に疱疹ができるのが**帯状疱疹**であり，激痛を伴うことが多い（カラー図譜5）．
EB（Epstein-Barr）ウイルスは，日本では乳児期に母親から感染するが無症状
である．米国などでは思春期以降に感染することが多いが，この時はリンパ球
が増える**伝染性単核症**となる（別名，キスで感染するので**Kissing disease**ともい
われる）．また，一部の人に，アフリカでは**バーキットリンパ腫**，東南アジア

表7-7　ヒトヘルペスウイルスの種類と疾患

	ウイルス	日本における感染率	病名
α ヘルペス	単純ヘルペス1型 (human herpesvirus 1)	50-80%	口唇ヘルペス（三叉神経）
	単純ヘルペス2型 (human herpesvirus 2)	5-10%	性器ヘルペス（仙骨神経）
	水痘ー帯状疱疹ウイルス (human herpesvirus 3)	> 95%	水痘ー帯状疱疹（肋間神経）
β ヘルペス	サイトメガロウイルス (human herpesvirus 5)	90-80%	先天性感染,日和見感染
	ヘルペスウイルス 6 (human herpesvirus 6) ヘルペスウイルス 7 (human herpesvirus 7)	~100%	突発性発疹
γ ヘルペス	Epstein-Barrウイルス (human herpesvirus 4)	> 95%	Burkitリンパ腫, 上咽頭ガン, 伝染性単核症
	ヘルペスウイルス8 (human herpesvirus 8)	<2%	カポジ肉腫

や台湾などでは**上咽頭癌**を起こす．最近は胃癌との関係も指摘されている．サイトメガロウイルスは成人の腺組織に潜伏感染しており，出産時に産道感染を起こすが，通常は無症状であり，ウイルスが子孫に伝播される．しかし，**胎児が経胎盤感染**すると，**巨細胞（融合細胞）**が出現し，肺炎，肝炎などの他，奇形をきたすこともある（**先天性巨細胞封入体症**）．**ヘルペスウイルス6，7は突発性発疹．ウイルス8は免疫不全者**（特にエイズ患者）に**カポジ肉腫**を起こす．

　上記疾患の中で，現在，水痘および帯状疱疹に対しては生ワクチンがある；水痘は幼少時に定期で，帯状疱疹は50歳以上対象で任意接種．この生ワクチンは日本人が開発したものであるので，次のコラムで紹介する．

コラム　水痘弱毒生ワクチン（岡株ワクチン）の開発

　百日咳ワクチンの開発に関しては記載したが，水痘の生ワクチンの開発も日本で行われたものである．1970年頃，大阪大学微生物学研究所ではMMRワクチンの開発にはめどがついていた．しかし，潜伏感染する水痘ウイルスの弱毒

生ワクチンの開発は無理といわれていたが，高橋理明氏は，米国留学中に自分の子供が重症の水痘にかかったこともあり，研究を進めた．水痘患者である岡さんの水疱液をモルモットの胎児細胞や人の胎児肺細胞などで継代し（34°Cという低温培養も使用），なんとか弱毒生ウイルスを得た．その後，厚労省の支援で大きな研究班を作り，その安全性と有効性を確認した．1983年以降にはWHOからも，世界で最も安全なワクチン株（岡株ワクチン）として認められ，米国では1996年より定期接種されている．日本では1987年には白血病や腎疾患などの，水痘感染により致命的になりやすいハイリスク患者へ．また，1990年には健康な幼少児への接種が許可された（この時点では任意接種．2014年秋からは定期接種）．こうしてワクチンが世界へ拡がり，子どものみならず高齢者の帯状疱疹の発症および重症化の予防にも効果があることもわかり，今では高齢者にも恩恵をもたらしている（高齢者用ワクチンは幼少児の倍の濃度．なお，高齢者用には不活化ワクチンもあり）．

2-2　プリオン

古くから，動物では羊や山羊で，起立や歩行障害を起こす疾患が知られていた．羊は掻痒のため柵に体を擦り付ける（scrape）ので，**スクレイピー**と命名された．人でも遺伝子異常により家族的に**痴呆**と**小脳失調症**，あるいは筋肉の**反復性の痙攣**（ミオクローヌスという）などを起こす疾患があった．さらに，羊の脳を生で食べることにより類似の病気が起こり，これらは**クロイツフェルト-ヤコブ病**（CJD）と命名された．また，死者の脳を食べる慣習がある民族にも類似の疾患があり，**クールー**（震えを意味する）と命名された．いずれも脳の神経細胞が変性・脱落を呈し，海綿状となっていたので**海綿状脳症**と総称されたが，その原因は不明であった．**1982年にPrusiner**（プルシナー）らは，スクレイピーの病原体は分子量3万程の糖タンパク質であるとし，**プリオン**（prion）と命名した（Proteinaceous infectious particleをもとに合成した名称）．当初，遺伝子のないタンパク質が感染性を持つとは信じられなかったが，その後，以下のことが判明した（これにより，ようやくPrusinerの説が支持され，1997年にノーベル賞を受賞した）．

哺乳類は正常のプリオンを脳などに発現しており，これは各種の重要な機能を担っている．このプリオンが何らかの原因で（家族性のものは遺伝子異常がある）異常となり，脳に蓄積されると脳は海面状となり発症する．さらに，その脳を食べた人も発症する．異常のプリオンは，正常のプリオンと**アミノ酸組成は同じだが，その3次構造（立体構造）が異なっていた．正常のプリオンに異

常のプリオンが結合すると，正常なものを異常化させ，その数を増やして発症するのである．

　発症までは10年以上はかかる**遅発性疾患**で，その診断も困難である．このため一時期，輸血や死者より得た硬膜，成長ホルモン，角膜などを治療に利用することにより，本症を発症することがあった（**医原性 CJD**）．これらのことから，現在では種々の対策がとられている．1994年，英国の若者に精神症状の後に神経症状が出る疾患が発生した．その原因は，英国では死亡した牛の肉骨粉を牛の飼料に混ぜていたが，これには**牛海綿状脳症（狂牛病）**で死亡したものが混在しており，これにより本疾患がまず牛で増え，次いで，その肉を食べた人が発症したものと結論された．牛のプリオン病は人には感染しないとされていたが，若者には感染した．症状なども普通のCJDと異なるので，**変異型CJD**といわれている．対策として，肉骨粉の使用は止める，牛の脳や脊髄等は食べない，死亡した牛は焼却する[1]など，多くの対策がとられている．

3．ポリオ，破傷風，ボツリヌス症（中毒）

3-1　ポリオ

　ピコルナ（小さなRNA）ウイルスで形状は正20面体である．従って，通常の消毒薬には強い．人にのみ感染するが，古くから存在し，古代エジプトの壁画にもポリオと推察されるものがある．患者の糞便などに存在していたウイルスが経口的に侵入し，**咽頭や腸で増殖**する．ほとんどは**不顕性感染**であり，一部が**風邪様症状**，さらにその一部で，血行性に**脊髄の前角や脳**に達し，四肢の筋肉や呼吸筋などの**麻痺症状**が出現する．これは5歳以下の子供に多いので**小児麻痺**ともいわれた．1950年代までは世界で流行していたが，不活化ワクチン，次いで生ワクチンが開発され，その普及に伴い激減した．当初は生ワクチンのほうが効果は大で，また，容易な経口投与でありこれが推奨されたが，時にこれが強毒化し発症する（**ワクチン関連麻痺**という）ことがあるので，先進国では不活化ワクチンの注射接種となった（多くはDPTワクチンに不活化ポリオワクチンを混合して接種している）．しかし，途上国では注射接種は難しく，今でも生ワクチンの経口接種が多い．いずれにしても，WHOはワクチン接種プロジェクトを大々的に進め，**2020年8月，アフリカでのポリオ根絶を宣言**した．

1　プリオンは非常に強く，121℃，15分では死なないので焼却される（132℃，1時間は必要）．消毒薬やγ線照射も効かない．1M NaOHや1～5％次亜塩素酸ソーダで2時間の処理では感染性が1-1,000以下になるとのこと．．

WHO（やユニセフ）は，アフガニスタンやパキスタンなどでのワクチン接種を予定していたが，コロナ騒動やアフガンの政情不安のため進んでいないようである．

3-2　破傷風とボツリヌス症（中毒）

　破傷風菌とボツリヌス菌は，どちらも**芽胞**を作る**嫌気性**の大桿菌であり，クロストリジウム属に属する．この両菌は強力な**神経毒素**を産生するが，クロストリジウム属にはその他，ガス壊疽や食虫毒を起こす**ウェルシュ菌**が，また最近，クロストリジウム属から独立し，クロストリディオイデス属を形成した**ディフィシル菌**（培養が困難の意味）がある．ウェルシュ菌とディフィシル菌は人の腸内にも生息しており，**"悪玉菌"** の代表例であり（腸内細菌叢のコラム参照のこと），後者は強力な抗菌剤の経口投与により腸内の有力な菌が減少するとその代わりに増え（**菌交代**），**偽膜性**で**出血性の大腸炎**を起こす（**図7-12,カラー図譜1**）．

　破傷風菌とボツリヌス菌の発見等に関してはコラムに記載した．どちらも神経毒素を産生するが，破傷風毒素は中枢神経である**脊髄前核の抑制性シナ**

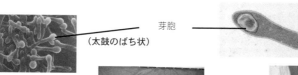

芽胞
（太鼓のばち状）

ボツリヌス菌
ボツリヌス中毒
乳児ボツリヌス症

破傷風菌
破傷風

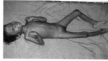

神経毒素→硬直（強直）

神経毒素→弛緩

ウェルシュ菌　　　　ディフィシル菌

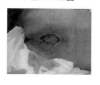

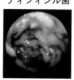

乳児ボツリヌス症と破傷風,ガス壊疽の写真は臨床の先生方より,破傷風菌と偽膜性大腸炎の写真は中村信一氏提供.
（カラー図譜1）

ガス壊疽　食中毒　　菌交代症（偽膜性大腸炎）

図7-12　クロストリジウム属とその類似菌；芽胞を形成する嫌気性の大桿菌

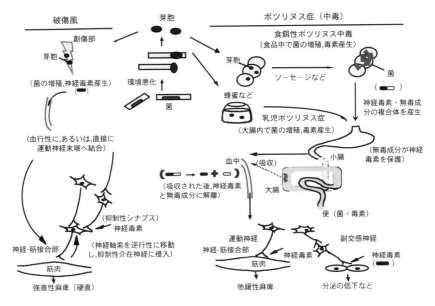

図7-13　破傷風とボツリヌス症（中毒）の発症機構

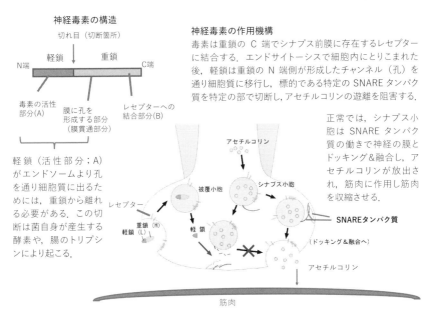

神経毒素の構造

切れ目（切断箇所）

N端　軽鎖　↓　重鎖　C端

毒素の活性
部分（A）

膜に孔を
形成する部分
（膜貫通部分）

レセプターへの
結合部分（B）

軽鎖（活性部分；A）
がエンドソームより孔
を通り細胞質に出るた
めには，重鎖から離れ
る必要がある．この切
断は菌自身が産生する
酵素や，腸のトリプシ
ンにより起こる．

神経毒素の作用機構

毒素は重鎖の C 端でシナプス前膜に存在するレセプター
に結合する．エンドサイトーシスで細胞内にとりこまれた
後，軽鎖は重鎖の N 端側が形成したチャンネル（孔）を
通り細胞質に移行し，標的である特定の SNARE タンパク
質を特定の部で切断し，アセチルコリンの遊離を阻害する．

正常では，シナプス小
胞は SNARE タンパク
質の働きで神経の膜と
ドッキング＆融合し，ア
セチルコリンが放出さ
れ，筋肉に作用し筋肉
を収縮させる．

図7-14　神経毒素の作用機構

プス[2]を，ボツリヌス毒素は**末梢の神経・筋接合部**や**副交感神経の末端**に作用する．このため，破傷風では筋肉の**硬直**が，ボツリヌス症では筋肉の**弛緩**が起こる（いずれにしても筋肉が動かなくなり最後は横隔膜が障害を受け**呼吸困難**で死亡する）．破傷風毒素は1つの型しかないが，ボツリヌス毒素はA〜Gなど多くの型があり，型により性状や感受性動物が多少異なるが，人に作用するのは主にA，B，E，Fである．どちらも芽胞の状態で土壌中などにおり，破傷風菌は大きな外傷や，小さくても深い傷（例えば注射による麻薬接種時など）から侵入する．ボツリヌスにはこのタイプ（**創傷感染**）は少なく，昔からハム，ソーセージ，瓶詰め，缶詰めなどの嫌気性食品を介しての**食事性中毒**（通常，**食餌性**と記載）が有名であったが，最近は1歳未満の乳児に離乳食として与える**蜂蜜など**を介して起こる**乳児ボツリヌス症**が多い（蜂蜜がボツリヌスの芽胞に汚染されており，この芽胞が乳児の大腸で増殖し，その時に産生された毒素による中毒．なお，1歳数カ月でも発症することはある）．破傷風毒素は神経毒素のみから成るが，ボツリヌス毒素は神経毒素に**無毒成分**が結合している．この無毒成分は，胃を通過する際に胃液から神経毒素を守る．小腸に移動し吸収された後に両者は離れ，神経毒素は血行性に作用点に達する．これらのことを**図7-13**に，さらにボツリヌス毒素の作用機構の詳細を**図7-14**に示した．

2　シナプスとは神経と神経の接合部のことで，神経と筋肉の接合部（終末板，エンドプレート）と同様に，アセチルコリンやアドレナリンなどにより興奮が伝達される．骨格筋には伸筋と屈筋があるが，一方が機能している時は他方は抑制されている．この調節をしているのが脊髄の抑制性シナプスである．これが破傷風毒素で遮断されると，上肢では屈筋が，下肢では伸筋が優勢になり，図7-12に示したような硬直が起こる．ボツリヌス毒素は神経の興奮を筋肉に伝える部（と副交感神経の末端）を遮断するので，筋肉は興奮でき№なり弛緩する．両神経毒素とも，特定のレセプターに結合した後，エンドサイトーシスで細胞内に侵入し，その後，活性部分（軽鎖）が細胞質へ移動し，酵素（毒素）活性を発揮する．この過程が，新型コロナウイルスの感染様式と類似しているのである．筆者らはボツリヌス神経毒素に結合している無毒成分のうち，赤血球凝集活性を持つ部分は，小腸の上皮細胞に特異的に結合し，毒素の腸管からの吸収に役立っていることを示した．これもインフルエンザウイルスの細胞への結合と類似しており，興味深い．

コラム── 破傷風菌とボツリヌス菌の発見など

破傷風菌の培養は，**北里柴三郎**がベルリン大学でコッホに師事していた時に，嫌気的にする特殊な"亀の子"の形をした培養器を考案し成功した（1889年）．かつ，その病気の本態は毒素であるので，**抗毒素血清療法**がよいことも証明した．翌年，ジフテリアの血清療法に関してもベーリングと共著で発表し，これにより，

ベーリングは第1回ノーベル生理学・医学賞を受賞し，北里の名も世界に知れわたった．北里は留学中，東大の一派が発表した「脚気菌」の存在を否定したこともあり，帰国後は国立の研究施設には就職できず，福澤諭吉のサポートで私立伝染病研究所（現在の北里研究所）を設立し，志賀潔など多くの弟子を育て，1894年にはペストが流行していた香港で原因菌を分離した（同時期，サイゴンのパスツール研究所にいたイェ（エ）ルシンも菌を分離し，菌名はエルシニア ペスティスとなった）．

　欧州では古くからソーセージなどにより筋肉の弛緩性麻痺や呼吸障害が起こる食中毒があった．1897年にベルギーの**エーメンゲン**がハム中毒の際に本菌を分離し，ソーセージを意味する**ボツリヌス菌**と命名し，破傷風と同様に毒素による疾患であることを証明した．その後，毒素には抗原性の異なるものがある事が順次報告され，それらはA〜G型に分類された．タンパク分解酵素を産生するA，B，F型菌は毒性が高いが，日本の土壌には非常に少ない．カナダでは，魚による**E型中毒**が報告された．E型菌はタンパク分解酵素を産生しないが，毒素は腸内に存在するトリプシンにより分解され活性化される．北海道や東北では，**飯寿司（イズシ）**などの魚の発酵食品の摂取後に呼吸困難で死亡する中毒が多かった．カナダでの報告をみた北海道立衛生研究所の**飯田廣夫先生**（私の恩師でもある）らは，飯寿司中毒の原因はE型中毒ではと予想し，1951年，岩内町（現在は市）で起きたニシンの飯寿司中毒*の際に菌の分離を試みた．この飯寿司は川に捨てられていたが，飯田先生らはこれを入手し菌の分離に成功した．しかし当時，日本の土壌はボツリヌス菌の芽胞には汚染されていないため中毒は発生しないと考えられていたので，学会で発表しても認められなかった．そこで，菌をカナダに送り，それがE型菌であることを証明してもらい，初めて日本で認められたのである．

　その後，日本の土壌にはA型，B型等は少ないが，E型の他，C型，D型（これらは牛や鳥等に中毒を起こす）の芽胞で高率に汚染されていることが判明した．プリオンの発見もそうであるが，学問の世界でも新しいことを提唱するのは，なかなか難しいことがあるものである．北里柴三郎はノーベル賞を受賞していない．当時，単独受賞のみであったためで，現在のように共同受賞が認められていたら当然受賞しただろうといわれている．ペスト菌の発見・命名も含め，人生にはこのような"運命"も左右するのである．しかし，希望的観測かもしれないが，しっかり努力していれば，誰かが助けてくれ，道は開けるはずである．若い皆さんには大らかに，かつ，しつこく熱情をもって仕事を進めて頂きたい．

＊　最初，1人の女性が死亡したが，その後，弔問に訪れた人が彼女の残した飯寿司を食べたため，さらに3名が亡くなった（その他3名は重症であったが，何とか助かった）

144

コラム ── "毒を以って毒を制する" と "ミサイル療法や光免疫療法"

　ボツリヌス毒素は世界で最も強い生物毒素といわれている．そのため，生物兵器として使用される可能性があるが，近年では薬として使用されている．毒素は筋肉の弛緩性麻痺や副交感神経の遮断症状（分泌阻害など）を起こす．致死量以下の毒素量は微量であり，この量の毒素を数回注射しても，通常，抗毒素抗体は産生されない．これを利用し，筋肉が過度に緊張するために発症している**斜視***，**斜頸，顔面痙攣，筋肉の不随意運動**（ジストニア）などや，副交感神経と関連する**多汗症**，さらには美容のため**顔面のシワ**などを，毒素を注射して治そうというもので，現在でも大いに利用されている．まさに"**毒を以って毒を制する**"である．さらに以前には，抗体と毒素などを用いた"**ミサイル療法**"が注目されていた．例えば癌細胞には正常細胞にはない抗原（**癌特異抗原**）があるので，この抗原と反応する**特異抗体**を作製し，これに細胞を傷害する（殺す）毒素，あるいはその活性部分を結合させて治療しようとするものである．癌細胞だけをターゲットとするのでミサイル療法といわれ，ジフテリア毒素などが用いられていたが，実用化されなかった．しかし最近，毒素ではなくレーザー光線を用いての類似の療法が注目されている．癌特異抗体にレーザー光に反応する**化学物質**をつけて投与し，その後，**レーザー光**を照射し，特異的に癌細胞のみを破壊しようというものである（**光免疫療法**といわれている）．研究は，その熱情により果てしなく発展していくのである．

---

*　この治療法を開発したのは，米国のウイスコンシン大学の研究所の方と眼科医であった．実は，私はこの研究所に（しかもその方の隣の研究室）留学していた．後年，この療法が確立された後，私も人道の立場から，簡単に神経毒素のみを精製する方法を開発し，日本と米国の特許も取得した．しかし，そのころ，日本でもテロ対策が強化され，生物兵器として使用される可能性のあるボツリヌス菌や毒素は2種病原体となった．そのため，治療用の毒素であっても，それを大量に精製するには相当の警備・設備が必要ということで，検討はしたが，遂には断念した．"夢，幻の如く"であった．残念ではあったが，今の私にとっては研究生活の楽しい想い出である．

第7章　重要な微生物感染症
第7章 4 皮膚・粘膜感染症

1. 皮膚の特徴と疾患

　皮膚は**表皮，真皮，皮下組織**の3層からなり，さらにそこに皮脂腺や汗腺，毛，爪などがあり**外皮**を形成する（**図7-15，カラー図譜2**）．表皮の**基底細胞**が分裂し，上層に移動し，淡明層では核のない細胞となり**角質**を形成後，最後は垢となって脱落する．真皮には血管や神経が存在し，結合組織も厚い．逆に皮下組織の結合組織は粗で，多量の脂肪を蓄えている．これらにより**下部組織・臓器を保護**すると共に，**エネルギーを蓄積**している．汗腺や立毛筋により**体温や水分の調節**もしている．また，皮膚は**微生物感染に対する重要なバリア**である．傷のない皮膚は微生物の侵入を阻止し，汗や分泌物の脂肪酸やリゾチームは**抗菌作用**を示す．さらに近年，成人の皮膚の総面積は畳1枚分もあり，かつ，そ

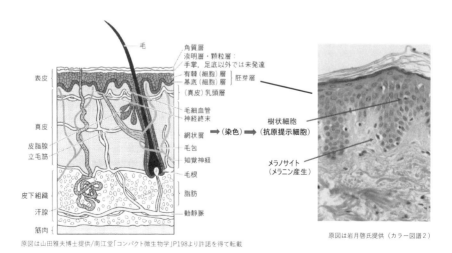

原図は山田雅夫博士提供/南江堂「コンパクト微生物学」P198より許諾を得て転載

原図は岩月啓氏提供（カラー図譜2）

図7-15　皮膚の構造と特殊な細胞

146

こには多数の細菌による**細菌叢**が形成され，多くの免疫細胞も存在し，腸と同様に非常に重要な**免疫機関**であることが注目されてきた；表皮と真皮には**樹状細胞**が（前者を特に**ランゲルハンス細胞**という）があり，真皮にはさらに好中球や好酸球，T細胞，肥満細胞も多い．しかし，傷などによりバリアー機能が低下すると，時に感染やアトピー性皮膚炎などの免疫異常が起こる．細菌感染では**発赤（紅斑），腫脹（丘疹），化膿（癤，癰，蜂窩織炎**など）が，ウイルス感染では通常の発疹の他，**水疱，乳頭腫（疣贅，通称イボ），ポリープ**などをきたす．

　ここでは**黄色ブドウ球菌とレンサ球菌による感染**，ウイルスによる**伝染性軟属腫（水イボ），伝染性紅斑（リンゴ病），麻疹（はしか），風疹，手足口病**の他，リケッチアによる**ツツガムシ病や日本紅斑熱**，スピロヘータによる**ライム病**など（これらはダニにより伝搬される）について説明する．

2. 黄色ブドウ球菌とレンサ球菌による感染

　両者とも代表的な**化膿菌**である．ブドウ球菌属では病原性の**黄色ブドウ球菌**と，表皮に常在する**表皮ブドウ球菌**が有名である．黄色ブドウ球菌は耐塩性で乾燥や低温にもそれなりに強く，薬剤耐性にもなりやすいので，医療関連施設で感染を起こしやすい（MRSAやVRSAに関しては説明済み）．様々な部位で**化膿性炎症**をきたすが，皮膚では**癤**や**癰**を起こす．ニキビの軽いものはアクネ菌であるが，化膿したものは本菌である．また，各種の毒素を産生し，種々の疾患を起こす．**表皮剥脱毒素**を産生し，乳児などでは火傷の後のように広く表皮が剥けた酷い状態になるが（**皮膚剥脱症候群，SSSS**），小児では軽症となり局所的に**水疱性膿痂疹**（通常とびひという）を呈する（カラー図譜2）．また，発熱，発疹，血圧低下などを起こす毒素（**TSST-1毒素**；toxic shock syndrome toxin1）によりショック様となることもある．胃液や高熱に強い**腸管毒素も産生**し，**（生体外）毒素型の食中毒**を起こす．これは，調理師の指や牛の乳房等に感染していた本菌が食品中で増殖し，この毒素を産生するケースが多い．既に産生された毒素を摂取するので，症状の出現は早く（**摂取後数時間**），かつ，毒素は腸管の神経を介し嘔吐中枢を刺激するので，**嘔吐**を呈する（診断は容易であるが，類似のものにセレウス菌による中毒がある）．表皮ブドウ球菌に関してはコラムで説明した．

　レンサ球菌はブドウ球菌より小さく，かつ，環境に対しては強くないが，多彩な病気を起こす．菌体表面の多糖体により多くの群に分類されているが（A,B, C, D, …Vなど．IとJはない），群抗原で分類されないものもある．培養に

は血液寒天が用いられるが，その溶血性の異なりも分類に利用される[1]．重要なのは**A群の化膿レンサ球菌**である．皮膚で菌が増殖して発赤，化膿をきたす**丹毒**が有名である（カラー図譜2）．昔は子供の咽頭や扁桃で菌が増殖し，産生された毒素（発熱毒素，発赤毒素，Dick毒素などと呼ばれる）により全身的な紅斑，高熱，苺舌を呈する**猩紅熱**や，咽頭や扁桃の感染後数週間して発症する**リウマチ熱や急性糸球体腎炎**が有名であったが，除菌など治療がしっかりしている日本ではごく稀な疾患となった．しかし今では，急激に広がる皮膚病変（水疱，化膿，出血・壊死など）や高熱，血圧低下などから始まり，播種性血管内凝固症候群（DIC）に次いで多臓器不全にも到る**激症型A群レンサ球菌感染症**という恐ろしいものが大人にも稀に認められる．その他，肺炎をきたす**肺炎レンサ球菌**が重要である[2]．特に抵抗力の弱い小児や老人には致死性が高く，インフルエンザなどのウイルス感染に混合感染することも多い．しかし近年，これに対してはよいワクチンが開発されている．口腔内には多くのレンサ球菌が生息し，一部は虫歯の原因となる（これに関しては細菌総論のコラム「歯は大事…」を参照）．

1　溶血性の性状では，溶血性が強く完全溶血（β溶血）をするのがA群レンサ球菌で，肺炎球菌は不完全溶血（α溶血），口腔レンサ球菌はαか非溶血（γ溶血）である（カラー図譜2）．A群レンサ球菌は栄養要求性が高く，かつ，少し嫌気的な状態が好きであるので，最初に菌を分離する時は，通常，血液寒天を用い，5%CO_2孵卵器（インキュベーター）で培養する．生体内にはそのような条件の部が多く，かつ，強力な溶血酵素（毒素）を産生するので，よく増殖し組織等も傷害し，時に重症の蜂窩織炎（〜激症型）を起こすのであろう．また，菌体表面に各種の糖鎖を持つので人の細胞と共通抗原性を示し，II型のアレルギー疾患である**リウマチ熱**や，III型アレルギーである**糸球体腎炎**も起こす不思議な菌である（免疫のアレルギーの項を参照）．激症型を発症する菌は**人食いバクテリア**といわれているが，この菌の他，肝臓の悪い人などに感染する**ビブリオ バルニフィカス**（*V. vulnificus*）が有名である．バルニフィカスは生の魚などを汚染しているので，肝臓が悪く免疫が低下している人には，美味しくてもお寿司などは控えたほうがよいようである．

2　この菌は群抗原の多糖体を持たないが，**莢膜**を形成し（従って抗食菌作用が強い），2個の菌を一緒に包んでいることが多いので以前は**肺炎双球菌**と呼ばれた．菌はこの莢膜の多糖体により細分されているが，病原性に重要な莢膜成分がワクチンの本態である．

コラム ── 美肌菌とワキガの原因菌

　最近，表皮ブドウ球菌も薬剤耐性となり，院内感染／日和見感染の原因となっているが，反面，健康な人では美肌を作る菌として注目されてきた．皮膚の常在菌であるが，表皮の表面のみならず，角質層にも存在する．本菌はグリセリンを分泌するが，角質層に存在する菌が分泌したグリセリンは，肌の保湿や弾

力性保持によい効果をもたらすので美肌になるというのである．角質層は1/100
mm程であるので，洗顔の際に強く皮膚をこすると破壊され，本菌も洗い流され
るので，注意が必要である．高い化粧品よりも強くこすらないほうが美肌にな
るのならありがたいことである．

　ヒトの汗腺には，エクリン腺とアポクリン腺の2種類がある．エクリン腺は全
身の皮膚の表面に直接開口しており，主に，体温調節のための汗を分泌する．
一方，アポクリン腺は脇の下や乳輪，外陰部など，体の限られた部分に存在する．
ワキガの匂い（臭い）は，アポクリン腺によって皮膚の表面に分泌された無臭の
前駆体分子を，ブドウ球菌属の菌が分解することで生じる揮発性脂肪酸（VFA）
とチオアルコール類から成る揮発性有機化合物の混合物が原因とされる．2020
年に脇に存在する多くの菌を調べたところ，それは表皮ブドウ球菌や黄色ブド
ウ球菌ではなく，主に *Staphylococcus hominis* によるものであることが報告された
（Scientific Reports オンライン版）．さらに，*Staphylococcus* 属の多くの種類の遺伝関係
を調べたところ，人類誕生よりもはるか以前の原始的な霊長類が，既にこの酵
素を持っていたことも判明したという．このことから，「ヒトの祖先である霊長
類の間では，ワキガの匂いが個体間でのコミュニケーションにおいて重要な役
割を担っていた可能性がある」と推測されている．もしそうならば，「言葉」と
いうものが出現してから，ワキガの匂いはどんどん低下したのだろうかとも思っ
た．

3．伝染性軟属腫，伝染性紅斑と麻疹，風疹，手足口病

　伝染性軟属腫および**伝染性紅斑**はDNAウイルスである伝染性軟属腫ウイル
スとパルボウイルスによるもので，どちらも小児に起こる（カラー図譜5）．伝
染性軟属腫は表皮細胞が異常増殖したもので，柔らかくて中央が凹んだ発疹で
水イボといわれる．簡単に伝播するが予後はよい．後者は軽度の発熱，頬の紅
斑（これが特徴的なので**リンゴ病**といわれる）から全身の紅斑をきたし1週間ほ
どで治癒する良性の疾患である．ただし，妊婦が感染すると流産となることも
ある．他の3疾患はRNAウイルスによる．**麻疹**（はしか）は感染力の強い**飛沫
核感染**（空気感染）をし，脳を含む**全身感染**をきたすので発展途上国での乳幼
児の死亡率が高く，WHOはワクチン接種による撲滅作戦を推進している．日
本では麻疹（M）・流行性耳下腺炎（M）・風疹（R）の**3種混合生ワクチン**の接
種により少なくなったが，流行性耳下腺炎（おたふく風邪）ワクチンによる髄
膜炎が発生したので，1993年より麻疹と風疹の2種ワクチンのみの接種で，流
行性耳下腺炎（おたふく風邪）は任意接種となっている．その後，成人での麻

疹が流行ったので，2006年からは麻疹・風疹混合ワクチン（MRワクチン）は，1歳と小学校入学前の**計2回の接種**を行うようになった．麻疹ウイルスはまず気道のリンパ節で増え，一次ウイルス血症後，全身のリンパ組織（リンパ節や肝臓，脾臓など）で増え，二次ウイルス血症を経て全身の臓器の上皮細胞に広がる．これにより**カタル期**（軽い炎症の意味で，発熱と共に後半には咽頭粘膜や歯肉に**コプリック斑**（小さな**白色斑**，カラー図譜5）が出現，次いで高熱を伴う**発疹期，回復期**と経過する．発疹期の前は一時期解熱するので全体として2峰性の発熱となり，赤い特有の発疹が顔から全身に拡がる．また，発症者10万人に1人ほどが，それぞれ**麻疹脳炎**や**亜急性硬化性全脳炎**をきたす．**風疹ウイルス**は麻疹と同様に気道粘膜＆リンパ節で増えた後，全身に広がり麻疹と類似の発疹を呈するが，3日程で消失するので**三日はしか**と呼ばれる．麻疹と風疹の急性期の皮疹は区別が難しいが，急性期には軟口蓋の**赤い発疹**（Forschheimer spot）やリンパ節の腫脹が特徴である．感染力は強く（以前から麻疹様の飛沫核感染を起こすのではといわれていたが，少なくとも**マイクロ飛沫感染**は起こすと推察される），また，経胎盤感染を起こすので妊婦は注意が必要である．生ワクチンは妊婦に接種できないので，妊娠する前に夫婦とも抗体検査を行い，陰性の場合はワクチンを接種することが重要である：現在は上記のように，男女とも麻疹と一緒に小学校入学までに2回のワクチンを接種しているが，以前，男性は受けていなかったので，**1962, 4, 1〜1979, 4, 1生まれの男性**は，男性→妊婦の感染を防ぐためにも勧められている．

　手足口病は小型球形（正20面体）RNAウイルスである，コクサッキーウイルスの一部（10型や16型）やエンテロウイルスの71型で，夏に小児に数年おき（5年程度）に流行する．発熱と共に，**口腔粘膜，手掌，足底に水疱**が出現するので，この病名となったのであるが，最近は，足底ではなく下肢・体幹などにも出現する（カラー図譜5）．通常は軽症だが，時に髄膜炎を起こす．ウイルスは長く（数週間）鼻汁や糞便に存在するが，症状が回復したら隔離しなくてもよい．脱水や細菌の混合感染にも注意が必要であるが，経口摂取できない時は入院が必須である．

4．ダニにより媒介されるもの；
　ツツガムシ病，日本紅斑熱，ライム病，SFTS

　ダニは世界中で環境中，あるいは動植物に寄生して生きている．種類も相当数あるが，通常，脊椎動物（げっ歯類，鳥類，鹿など）に寄生し，人畜に被害を

病原体	スピロヘータ ボレリア	リケッチア		Severe fever with thrombocytopenia syndrome virus（SFTSウイルス）
病名	ライム病	ツツガムシ病	日本紅斑熱	重症熱性血小板減少症候群 （SFTS）
症状	遊走性紅斑	刺し口,発熱,発疹,リンパ節腫脹		発熱,血小板減少,嘔吐,下痢,頭痛, 筋肉痛,意識障害
媒介ダニ	鹿などのマダニ	ツツガムシ	マダニ	猪などのマダニ
発症地	北海道	本州（東北以南）		本州（特に近畿より以南）

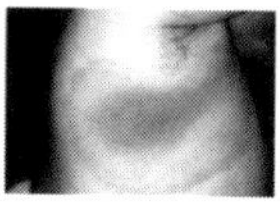

遊走性紅斑
（橋本喜夫氏提供）

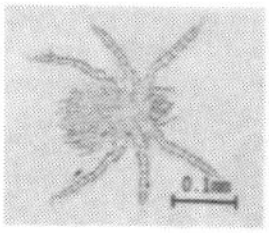

フトゲツツガムシ
（須藤恒久氏提供）

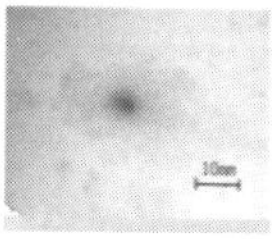

刺し口

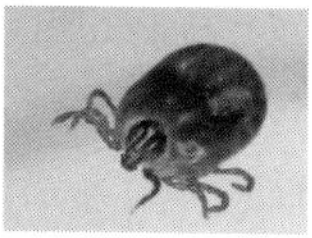

マダニ
（写真はカラー図譜）

図7-16　ダニにより媒介される疾患；ライム病,ツツガムシ病,
日本紅斑熱,重症熱性血小板減少症候群

与える**大型のダニ**（マダニやツツガムシなど）と，被害を起さない小型のダニに分けている（英語では前者をTick，後者をMiteという）．ダニが刺咬・吸血する時に，**ツツガムシ病と日本紅斑熱はリケッチア**が，**ライム病はボレリア**が，**重症熱性血小板減少症候群**（**SFTS**）**はウイルス**が伝達され発症する．ツツガムシ病は日本では昔からあり，ネズミなどに寄生する**ツツガムシ**の幼虫による．その他のものは**マダニ**であり，山などに出かけた後，数日して**発熱，紅斑，リンパ節腫脹**などを起こす．通常，刺された跡の**刺口**（刺し口）が認められるが，SFTSでは分からないこともある．山などに出かける時は皮膚を完全に覆い，帰宅後は体をよく洗うことが大事である．これらを図7-16にまとめ（一部はカラー図譜3），ツツガムシ病に関する歴史的エピソードをコラムで紹介した．

コラム —— 無恙（つつがなきや）**云々**（うんぬん：言うという意味）

　607年，倭の国の朝廷（推古天皇や聖徳太子か?）は，巨大な王国である中国（隋）の皇帝である煬帝に小野妹子を派遣し，次のような手紙を託した．「日出處天使致書日没處天使無恙云々」（日いずる所の天使．書を日ぼっする所の天使に致す．つつがなきやうんぬん）．これを読んだ煬帝は激怒したが*，そのまま妹子をとめおき，翌春，

裴世清らをつけて日本に返した（妹子らはたいそう優秀だったので煬帝は怒りをおさめこのような処置をしたのだろう）. この時は日本側も大歓迎し, その帰国の際には妹子と他の何人かの留学生が同行した. このようなことから日本と隋の交流が始まったのである.

　この書に書かれていた"つつがなきや"というのは, "ツツガムシ（恙虫）病に罹患しないで元気にお過ごしですか"という意味とのことである. 当時の斑鳩の里でリケッチアを媒介していたのは現在と同じダニであったのだろうか？ どれ程, 流行していたのだろうか？ そもそもツツガムシの語源は？ と, 様々な疑問が湧いてくる. また, 大国の煬帝の怒りをおさめた妹子の器量はいかばかりであったのか, 会話はスムースにできたのだろうかなどとも思う. しかし, この大国の隋も高句麗への出兵・大敗等により, 618年に煬帝は殺害され隋は滅び唐の時代となった. 超大の権力者でも「つつがなき」で一生を終えるのは難しいようだ.

＊　煬帝が激怒したのは,「日没する所の」という表現ではなく, 海の向こうの小国の長である者が, 煬帝と同じく"天使"という表現を用いたため, また, 日本を許したのは, 隋は高句麗と争っていたので, 戦略上, 海を経て高句麗に近い日本が大事と思ったのが一因との説もある.

第7章　重要な微生物感染症
第7章5 泌尿生殖器感染症および先天性感染症

1.　泌尿生殖器系の特徴と疾患

　泌尿器は腎臓，尿管，膀胱，尿道より，生殖器は男性は睾丸，前立腺，陰茎，女性は卵巣，子宮，腟，外陰などよりなる（図7-17）．これらの臓器に感染が起こるのであるが，**尿路感染症**（UTI）はウイルス性よりも細菌によるものが多く，かつ，女性に多い．通常，膀胱以下の感染を**下部尿路**，尿管と腎臓の感染を**上部尿路**感染症という．生殖器への感染は各種の微生物で，性交と関連して起こることが多く，**性感染症**（STI）といわれる．腎臓の動脈はだんだん細くなり輸入細動脈を経て0.1～0.2mmの大きさの**糸球体**[1]となるが，糸球体は**ボーマン嚢**で覆われている．糸球体から濾過された不要なものや各種のイオンやアミノ酸等は，ボーマン嚢を経て**尿細管**や**集合管**に移行するが，必要な物はこれらの部で**再吸収される**．他方，糸球体は輸出細動脈，次いで**尿細管周囲毛細血管**を経て**弓静脈**となるが，上記の尿細管や集合管で再吸収された必要なイオンやアミノ酸などは，尿細管周囲毛細血管等に入り，弓静脈経由で全身へと向かう．また，再吸収を終えた不要な液体は，集合管より尿管へと向かう（その後は膀胱，尿道を経て排尿へ）．この複雑な機構により，イオンや血漿量や血圧などが調節されているのである（図7-18）．ここでは細菌性尿路感染症と性感染症について説明し，最後に関連する先天性感染症や肝炎についても述べる．

2.　細菌性尿路感染症

　尿路に基礎疾患（結石や前立腺肥大など）がある場合や，排尿困難で尿道に

1　動脈が糸球様になったもので，正常時には細菌はここを通過できず，濾液は無菌である．糸球とボーマン嚢を合わせて**腎小体**と，また，腎小体と尿細管などを含めた腎の形体的・機能単位を**ネフロン**ともいう．排出された尿は，下部尿路では常在菌により汚染されるが，通常，尿中の細菌数は1,000個/ml以下であり，それ以上多い時には，腎臓～尿道の尿路系での感染を疑う．

154

男性の泌尿生殖器

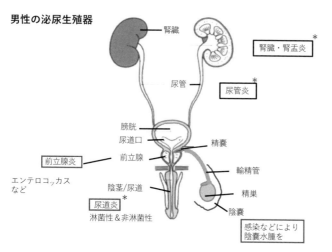

- 腎臓
- 腎臓・腎盂炎 *
- 尿管
- 尿管炎 *
- 膀胱
- 尿道口
- 精嚢
- 前立腺炎
- 前立腺
- エンテロコッカスなど
- 輸精管
- 陰茎/尿道
- 精巣
- 尿道炎 *
- 淋菌性＆非淋菌性
- 陰嚢
- 感染などにより陰嚢水腫を

（インターネットより，一部改変）

女性骨盤内臓器の解剖と感染症

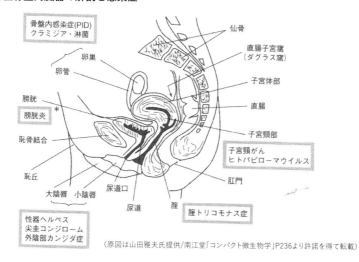

- 骨盤内感染症(PID) クラミジア・淋菌
- 仙骨
- 卵巣
- 直腸子宮窩 （ダグラス窩）
- 卵管
- 子宮体部
- 膀胱
- 膀胱炎 *
- 直腸
- 恥骨結合
- 子宮頸部
- 恥丘
- 子宮頸がん ヒトパピローマウイルス
- 大陰唇　小陰唇
- 肛門
- 尿道口
- 尿道　腟
- 腟トリコモナス症
- 性器ヘルペス 尖圭コンジローム 外陰部カンジダ症

（原図は山田雅夫氏提供/南江堂「コンパクト微生物学」P236より許諾を得て転載）

*の疾患やSTDは男女共通

図7-17　泌尿生殖器の構造と感染症

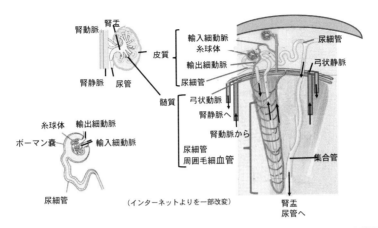

腎臓の動脈は弓状動脈，輸入細動脈を経て**糸球体**となり，ここで不要なものや各種のイオンを濾過した後，輸出細動脈，次いで**尿細管周囲毛細血管**を経て弓状静脈となり全身へ．糸球体で濾過された必要なイオン等は**ボーマン嚢**を経た後，**尿細管**などで再吸収され，尿細管周囲毛細血管等に入る．再吸収を終えた液体は尿細管から集合管，腎盂を経て尿管へ向かう（その後は膀胱，尿道を経て排尿へ）．

図7-18　腎臓の構造；糸球体と尿細管など

カテーテルを留置している場合は炎症が起こりやすい．通常，腸にいる**大腸菌**の中で尿路の細胞に結合できるものが，尿道口より上行して感染する．免疫力の低下している人では，プロテウスやセラチア，緑膿菌などによるものや，混合感染も多くなる．感染が尿管や腎臓に波及すると，高熱となり悪寒戦慄の他，頭痛や嘔吐等を伴うことも多い．膀胱炎では発熱はあまり認められないが，頻尿，排尿痛などが出現し，尿は混濁し，白血球や起炎菌が認められる．なお，尿道炎の場合は，淋菌性と非淋菌性尿道炎に分ける．

3. 性感染症（sexually transmitted infections, STI）

　時代や地域により起炎微生物が異なるが，代表的なものを表にまとめた（**表7-8**）．以下，細菌性の淋病，梅毒，クラミジアとウイルス性のエイズ，子宮頸癌について説明する．

3-1　淋病

　淋菌は外界では弱いが，生体内では食細胞に食べられても生きられる（カラー図譜1）．男性では**尿道炎**であり，排尿痛と多量の膿性分泌物の排泄が特徴

表7-8　主な性感染症（sexually transmitted infections, STI）

	病 原 体	疾 患
一般細菌	淋菌	淋病（淋菌性尿道炎）
	軟性下疳菌	軟性下疳
スピロヘータ	梅毒トレポネーマ	**梅毒**
クラミジア	クラミジア・トラコマチス（D-K型）	非淋菌性尿道炎,子宮頸管炎 子宮内膜炎,卵管炎
	（L型）	鼠径リンパ肉芽腫症
マイコプラズマ	ウレアプラズマ・ウレアリチクム	非淋菌性尿道炎
ウイルス	単純ヘルペスウイルス2型	亀頭炎,腟炎/性器ヘルペス
	パピローマウイルス	尖圭コンジローマ,子宮頸癌
	ヒト免疫不全ウイルス（HIV）	エイズ（AIDS）
	その他,HBVによるB型肝炎や,HTLVによる成人T細胞白血病	
真菌	カンジダ・アルビカンス	外陰部・腟カンジダ症
原虫	トリコモナス	腟トリコモナス症

（左端に「細菌」が一般細菌～マイコプラズマを括る）

外陰部に棲息する**疥癬虫（ヒゼンダニ）**や**ケジラミ**による（接触）感染などもあり

である．女性は腟炎や子宮頸管炎が多いが，症状はあまりない．分娩時に産道で胎児の眼に感染し，**膿漏眼**をきたすことがあるので，予防のため，産後に抗菌剤を点眼する（**クレーデ法**という）．現在，ペニシリン耐性の菌が多いので，この点を調べることが重要である．

3-2　梅毒

コロンブスのアメリカ大陸の発見により，欧州に持ち込まれたと考えられている．スピロヘータに属する**梅毒トレポネーマ**によるが，現在でも培養には成功していない．梅毒は数字の"3"と関係が深い．病期は1〜3期に分けられるが，1期は感染後平均3週間〜3カ月，2期は3カ月〜3年である．1期では局所のリンパ節が無痛性に腫れ（**横痃**），性器等に乾いた潰瘍（**硬性下疳**）が生じる．2期では全身の皮膚や粘膜に発疹（赤黒い**バラ疹**）や膿疱，**扁平コンジローマ**（粘膜に生じる扁平のイボの意味）が生じる（カラー図譜3）．3期以上になると，皮

膚の潰瘍と**ゴム腫**がまず出現し，その後，**大動脈瘤**や**脊髄癆**や**痴呆**となる（こ
れを**変性梅毒**や**4期梅毒**ともいう）．1，2期の症状は無痛性でしばらくして寛解
～消失するが，病巣部では菌は増殖しており，**感染源となる**．1/3程度は自然
治癒するといわれているが，**先天性感染**も起こすので，しっかりと早く治療す
ることが重要である．なお，牛の心臓から抽出した**カルジオリピン**を抗原とし
た診断法である**ワッセルマン反応**では偽陽性が多いので，医療人はこの点を留
意しなければならない（これを**生物学的偽反応**という）．

3-3 クラミジア

以前は，**鼠径リンパ肉芽腫**であったが，現在ではこれとは異なる型のクラミ
ジアによる**非淋菌性尿道炎**であり，現在，日本では**最も多いSTI**である．淋菌
と同じく，男性は尿道炎であるが，分泌液は**漿液性**（膿がない）である．これ
も女性の症状は軽く，治療をしないので拡散していると思われる．ただし，淋
菌と同様に，産道感染による新生児の結膜炎や肺炎も認められるし，卵巣や卵
管に炎症が起こると不妊や子宮外妊娠などの原因にもなるので，1人が発症し
た場合は，パートナーも一緒に検査し，治療することが重要である．

3-4 エイズ（後天性免疫不全症）

米国で同性愛者や麻薬常習者などで，通常の人では発症しない日和見感染で
あるカリニ肺炎（真菌による）やカポジ肉腫（ヘルペスウイルス8型による）が
流行り，元の病気は**後天性免疫不全症**（acquired immune deficiency syndrome；
AIDS）と命名された．1983年にパスツール研究所のMontagnierらは原因ウイ
ルスを分離し，**ヒト免疫不全ウイルス**（human immunodeficiency virus；HIV）
と命名した（AIDSウイルスというのは通称である）．このウイルスは，免疫を調
整している**ヘルパーT細胞**に感染するため，数年～10年をかけ，だんだんと
ヘルパーT細胞が減少すると免疫不全となり，上記のような日和見感染が起こ
ることが判明した．**ウイルス感染細胞および遊離ウイルスが存在[2]する血液，
精液，腟分泌液，母乳を介して**感染する（唾液はOK）．感染後1～3週（～抗体
の上昇する6週頃まで）は風邪様の症状で，ウイルスを排出している（この時期
を**ウインドウ期**というが，ウイルスを排出しているので**重要な感染源となる**）．その

---

2 同じレトロウイルスでヒトT細胞白血病（HTLV）ウイルスが起こす成人T細胞白血病
（ATL）の場合は，遊離ウイルスによる感染はない．ウイルス感染リンパ球を含む母乳，精液，
血液からの感染である（特に母乳で乳児へ．性交の場合は男性から女性への感染が多い）．

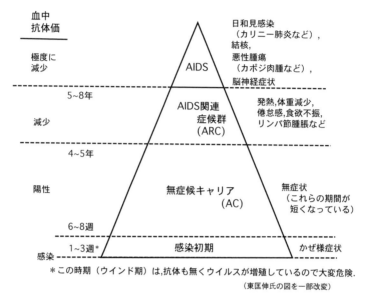

図7-19　HIV感染からAIDS発症までの過程

後，ウイルス抗体が6～8週に上昇すると**無症状キャリア**となり，上記のように数年続く．しかし，ヘルパーT細胞の減少が始まると，免疫機能や体調が低下し（**AIDS関連症候群**），AIDSの状態になると日和見感染を起こす（**図7-19**）．以前は不治の病であったが，最近ではよい薬が開発され治癒できる疾患となった．また，患者が妊娠しても，帝王切開により胎児への影響を抑えられることも判明した．感染予防にはコンドームの使用が勧められている．

3-5　子宮頸癌と尖圭（尖形）コンジローマ

　子宮頸癌は，以前は単純ヘルペスウイルス2型との関係が疑われていたが，現在は，**パピローマウイルス**であることが判明している．パピローマウイルスは100以上の型があり，その型により，良性のイボから子宮頸癌など悪性の腫瘍を起こす．子宮頸部では**16型や18型**などが子宮頸癌を（ウイルス感染によりがん抑制遺伝子であるp53が分解される），また，**6型，11型**は尖圭（形）コンジローマ（尖ったイボの意味，カラー図譜5）を形成する．

　近年，これらの病気に対する**ワクチン**が開発されている；各型ウイルスの人

の細胞への結合部分を，リコンビナントタンパク質として合成した後，**ウイル
ス様粒子**（virus-like particles）に再構成したもの．商品として**2価**（16，18），
4価（16，18，6，11）のものの他，最近では子宮頸癌対策の強化のため，**9価**
のものも販売されている．日本では**2013年より定期接種**が開始されたが，他
の国では起きていない副反応が出現し，同年，**"積極的には推奨しない"**とい
う状態になり，接種は対象者が自分で決めることとなった．しかし，免疫の
ワクチンの項で記載したように，2価および4価ワクチンの若い女性への接種は
2022年4月より再開された（9価のワクチンは**任意接種**）．なお2020年からは，**4
価ワクチンの男子への任意接種**も認められている．

コラム —— 秦 佐八郎；サルバルサン606号の発見

　秦佐八郎は現在の島根県で明治6年（1873）に生まれ，明治20年に岡山第三中
学校医学部（現岡山大学医学部）に入学した．卒業後，明治31年からは北里柴三郎
（所長），志賀潔らが活躍していた大日本私立衛生会伝染病研究所に勤務し，北里
の発見したペスト菌の研究を開始した．40年にはコッホ研究所のワッセルマン
（梅毒のワッセルマン反応の開発者）の下に留学した．2年後には色素や化合物を治療
に用いるべく研究を続けていた**エーリッヒ**の所に移り，スピロヘータに対する
ヒ素化合物の効果を調べた（ここでは，秦の前には志賀潔が類似の研究をしていた）．最
初は回帰熱の，最終的には**梅毒スピロヘータ**への治療薬の開発を試みた．梅毒
スピロヘータは培養ができないので，まず，その実験系を確立した：ウサギの
睾丸に菌を接種するとよいことを発見したが，そのため，周囲の都市からは牡
兎が枯渇したとのことである．1910年（明治43年），遂に化合物の606号が，動物
のみならず患者においても著効を示すことを認め，同年，梅毒治療薬**サルバル
サン**（606号）と命名され発売された．1908年，エーリッヒは好中球の貪食作用
を解明したメチニコフと共に，「免疫の研究」によりノーベル賞を受賞している．
北里，志賀，秦など，先人の叡智と努力に脱帽である．この方々がノーベル賞
を受賞できなかったのは残念であるが，ベーリングは北里を，エーリッヒは志
賀と秦を賞賛し，ノーベル賞をとれたのは彼等のおかげであると感謝している
（142-143頁の北里に関するコラムも参照．なお，梅毒の治療は現在ではペニシリン系が使用さ
れている）．

　私は岡山大学医学部に保存されていた，医学生時の秦佐八郎のノートを忘れ
ることはできない．それは非常に美しい書体のドイツ語で書かれていた．その
後，私も字だけはなるべく綺麗に書こうと思い，何本もの万年筆を購入した．
今はこの原稿も含めパソコンを使用しているが，手紙などはその時の雰囲気に
あった万年筆を使用して書いている（字は下手ではあるが）．

4. 先天性感染症

　胎盤は多くの微生物の侵入を防いでいるが，一部のものは子宮内に侵入する．この経胎盤感染が狭義の先天性感染症であるが，一部のものは，産道や母乳等を介して感染するので，通常はこれらも含めて**先天性感染（広義）**あるいは**垂直感染**という．これらを**表7-9**にまとめた．性感染症を起こす**梅毒**や**エイズ**は先天性感染も起こすが，エイズの場合は産道感染が主体であるので，帝王切開が勧められている．また，エイズは性交の他，血液や母乳でも感染するが，**成人T細胞白血病（ATL）**は母乳が中心である．**B型，C型肝炎**は血液が中心で母乳には不在といわれている．性交での感染は，C型は少なくB型で多く認められる（次の項を参照）．

　パルボウイルスB19は，通常は小児に両頬が赤くなる**リンゴ病**を発病するのであるが（重症にならない軽い炎症疾患），妊婦が子宮内感染すると流産を起こすことがある．ヘルペスウイルスに関しては既に説明したが（表7-5），**サイトメガロウイルス**が子宮内感染をすると**巨細胞封入体症**を起こす．このウイルスが産道感染をしても不顕性感染で次世代に受け継がれるのみであるが，**Ⅱ型**

表7-9　先天性感染症（広義）

先天性感染症（経胎盤）

　　　周産期＆新生児リステリア症，　先天性梅毒　　先天性トキソプラズマ症

ウイルス　{　　先天性風疹症候群　　　先天性サイトメガロウイルス感染症；巨細胞封入体症
　　　　　　　先天性パルボウイルスB19感染症　　　（先天性水痘症候群）
　　　　　　　（先天性HIV感染症）　先天性ジカウイルス感染症

産道感染症

　　　淋病（膿漏眼 ← クレーデ法）　B群レンサ球菌感染症

　　　Ⅱ型ヘルペスウイルス　→　ヘルペス脳炎

　　　サイトメガロウイルス（不顕性感染　→　世代伝搬）

　　　HIV（ヒト免疫不全ウイルス　→　AIDS（後天性免疫不全症））

　　　HBV（肝炎ウイルスB　←　抗体やワクチンの投与）/C型は少ない

血液,精液,腟液,母乳を介して

　　　AIDS（後天性免疫不全症）/HIV/上記全てで
　　　ATL（成人T細胞白血病）/HTLV/母乳が中心
　　　B型，C型肝炎　/HBV, HCV/血液が中心で母乳には不在．性交ではB＞＞C

ヘルペスウイルスが産道感染すると，時に脳炎を伴う重症の**新生児ヘルペス症**が起こる．風疹の場合は，妊娠する前に夫婦とも抗体検査を行い，陰性の場合はワクチン接種をすることが重要である．**リステリア菌**は食塩や高温に耐性で抗食菌活性も持つ．さらには4〜45℃で増殖可能な菌で，通常，家畜やペット，乳製品などの食品から感染し，欧米では大規模な食中毒をきたしている．日本ではそのような中毒は少ないが，**妊娠28週〜生後1週間程の周産期**に感染し，早産，流産，新生児の奇形，精神・運動障害をきたすことがある．**トキソプラズマ**も全世界に分布している原虫で，ネコの糞便等を介して感染するが，**通常は不顕性感染**である．免疫不全者では肺炎や脳炎が，また，**妊婦が初感染した場合，胎児が水頭症，脈絡網膜炎，脳内石灰化**などを起こすことがある．最後に，性感染症および産道感染と関連するB，C型肝炎に関して，他の肝炎ウイルスと比較して説明する．

5. 肝炎

肝炎はウイルスのみならず，生活習慣（アルコールや高脂質など），薬剤，免疫異常（自己免疫疾患）などでも起こる．肝炎ウイルスには**A〜E型**があるが（**表7-10**），上記のように**B，C型**が血液，性行為などにより感染し，一部の人が**ウイルスの保持者（キャリア）**となり，さらにその一部の人が，後年，**肝硬変，肝癌**となる．**B型**は高率に**垂直感染**するので，新生児の発症・キャリアへの移行を防ぐため，生後すぐに**抗体の投与やワクチン接種**（これはウイルスのエンベロープ中に存在するタンパク質であるHBsを人工合成した**リコンビナントワクチン**）が行われている．**C型**は垂直感染や性行為感染は低いが，成人でもキャリアになる．最近はよい薬も開発されているので，しっかりと治療することが重要である（ワクチンはまだない）．これらに対し，A，E型ウイルスは経口感染し，急性肝炎を起こし（慢性化はしない），ウイルスは糞便に排出される（従ってこれは**糞口感染**で，東南アジアなどで多い）．D型ウイルスは，遺伝子はB型とは異なるが，表面にHBs抗原を持つウイルスで，単独では増えられず，B型ウイルスと同時あるいは重複感染し重症化させる．

参考までに，B型肝炎ウイルスの構造と感染経過を**図7-20**に示した．

肝炎を発症すると，最初はHBs抗原やHBe抗原（と抗HBc抗体）が陽性である．**HBe抗原**が陽性であると，他の人に感染させる危険性が高い（感染性のウイルスを排出している）ので，この抗原が陽性中は注意をし，抗HBe抗体が上昇してくるまで静かにしていなければいけない．HBs抗原が6カ月以上にわたって

表7-10　肝炎ウイルスの性状

	A型	B型	C型	D型	E型
分類（科名）	ピコルナ	ヘパドナ	フラビ	未分類	ヘペ
粒子の直径(nm)	27	42	60	35	30
核酸	RNA	DNA	RNA	RNA	RNA
伝播様式	経口	非経口*	非経口**	非経口	経口
感染様式	急性	急性→慢性持続	急性→慢性持続	急性→慢性持続	急性
肝癌との関連	無	有	有	?	無
ワクチン	有(不活化)	有(HBs)	無	有(HBs)	無

（東匡伸氏より）

*母子感染が重要.生後すぐと2ヶ月後に抗HBs抗体の投与.その後,1〜2ヶ月間隔でHBsワクチンを3回接種.
**母子感染や性交感染は少ないが,成人でもキャリアとなりやすい.

陽性であると**HBVキャリア**といわれる．無症状であるが，後年，ごく一部の方が慢性肝炎を経て肝硬変，肝癌に移行する．なお2022年4月，WHOは，欧米（特に英国）を中心として**原因不明の小児の肝炎**（生後1M〜16歳）が新たに認められたと発表した．患児からは**アデノウイルス**が分離されることが多く，現在，このウイルスとの関連性が解析されている．

　肝炎の治療も様々な変遷がある．最初は天然のインターフェロン（IFN）が使用されたが，現在はポリエチレングリコールが添加されたリコンビナントIFNである（IFNの項を参照）．ウイルスの増殖を阻害する薬も開発され，IFNとの併用もされているが，C型に対しては，併用ではなく単独で使用する経口薬も開発された．どちらも感染経路が判明し，その対策（例えば，輸血用の血液のチェック体制など）もしっかりしているので，今後，日本では感染は少なくなると推察される．以前は，予防接種やツベルクリン反応検査の際，注射器の連続使用も行い（同一の注射器で数名を接種），感染を拡めた．なお，1948年7月1日から1988年1月27日までの間の集団予防接種等によりB型肝炎ウイルスが伝播された人に対し補償（B型肝炎訴訟給付金）が行われている．

　最後にこれまで述べた重要なウイルスに関するアルコールの消毒効果やワク

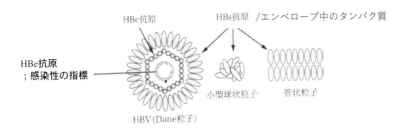

HBc抗原

HBs抗原 /エンベロープ中のタンパク質

HBe抗原
；感染性の指標

小型球状粒子　　管状粒子

HBV(Dane粒子)

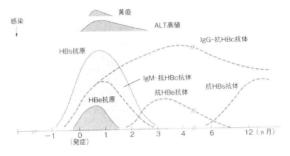

急性B型肝炎の経過

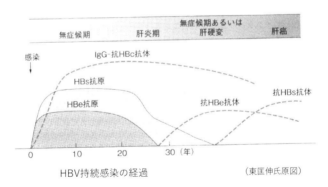

HBV持続感染の経過　　　　（東匡伸氏原図）

図7-20　HBV（ヒトB型肝炎ウイルス）の構造と感染の経過

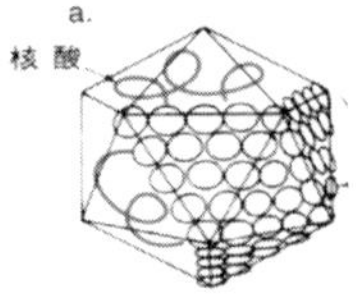

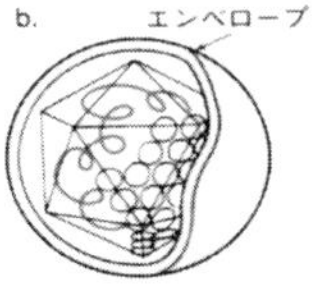

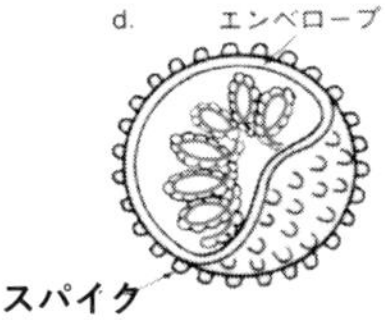

164

		アルコールの効果	治療薬	ワクチン
	パピローマ （DNA）子宮頸ガンなど	◯	X	●（日本国内では副反応様の問題あり）*
	ノロ （RNA）小さくて強い	X	X	X
	ヘルペス （DNA）	◯	◯	X（水痘-帯状疱疹はあり）
	B型肝炎 （DNA）	▲	◯	◯（Abもあり）
	C型肝炎 （RNA）	▲	◯	X
	エイズ （RNA）	◯	◯	X
	インフルエンザ （RNA）	◯	◯	◯
	コロナ （RNA）	◯	X（新型コロナにはあり）	X

*2022年から接種再開

図7-21 代表的なウイルスの性状

チンに関することを，再度，まとめた（**図7-21**）.

第8章　感染症法について

　日本では明治になり伝染病予防法（1897年）などを制定し，重要な病気は法律で対策を講じてきた．しかし，感染症を取り巻く状況が変わり，世界的な新興・再興感染症の流行や，患者さんの人権問題など，多くの問題が出てきたので，1999年4月1日より，これまでの伝染病予防法，性病予防法，エイズ予防法を廃止・統合し「**感染症の予防及び感染症の患者に対する医療に関する法律**」（**感染症法**）が成立した．疾病をその重要性等から**1〜4類**に分け，流行っている疾患を把握すると共に，危険な1類，2類の疾病は特定の医療機関（それぞれ**1種，2種と指定された病院**）で扱う，これまでと異なる危険な感染症に対しては，**指定**[1]あるいは**新感染症**として対応するなどであった．この法律は5年ごとに見直すことになっているが，必要に応じいつでも改正され得る．

　まず2003年に，緊急時における対策が強化され，都道府県知事と厚生労働大臣の役割が明確化された．4類感染症も見直され，新たに**5類**が作られた；旧4類の**全数把握**（全ての医療機関からの報告）と**定点把握**（小児科，インフルエンザ，眼科，性感染症，および基幹の各定点からの報告）のシステムは5類に移行した．2006年には**生物テロなどに使用される危険性の高い微生物**が**1〜4種**として規定され，その取り扱い等が規制された．2007年には結核予防法も廃止され（「らい予防法」は1996年に廃止されている），結核は2類に加えられ，結核指定医療機関も整備された．また，BCGは1歳までにツベルクリン反応を行うことなく接種するように変更された．2008年には新たな感染症の類型として「**新型インフルエンザ等感染症**」[1]が加えられ，これらに対しても柔軟に対策を

1　危険な新興感染であるSARSやMARSは，最初は指定感染症として指定され（指定感染症の指定は通常1年，必要に応じさらに1年の延長可能），その後，最終的には2類に移された（SARSは2003〜2006は1類であった）．新型コロナも最初は指定感染症で，2類感染症相当の対応であったが，2021年2月13日より「新型インフルエンザ等感染症」に変更されている（対応は類似）．2019年に発生した新型コロナにより全世界が悩まされているが，感染症法の成立後，このような事態も想定し，せめて2種病院やPCRの設備を，現時点ほどに整えていれば……と思われる．

取れるようにした．その後も一部改訂されたが，2022年時点での状態を参考資料として巻末に示した．

　この他，日本には**予防接種法，食品衛生法，学校保健安全法，検疫法**などがあり，感染症対策が進められている．

　しかし，新型コロナのように一気に感染が拡まると入院ベッド数は当然だが不足する．日本は老人大国であり，今回，各種の高齢者施設でクラスターが起きた．このような施設では入所者数が多く，空き室もなく，患者の隔離や区域のゾーニングができないのが現状であろう．

　筆者は数年間，大きな老健施設に勤務した．1フロアに50人が入所できる規模の，お洒落で，リハビリ施設も充実したところであったが，個室や2人部屋は少なく4人部屋が主であった．ノロなどのことを考え，以下の提案をした：ナースステーションの前には大きな食堂，横にはテレビ観賞や読書もできる談話室があり，そこには大きなトイレが併設されていたので，非常時にはこの談話室を隔離室として利用する．カーテンか衝立で隔て，いくつかのベッドを設置できるように準備しておこうという内容であった．すると，以前ノロが流行った時，同じような対応をしたという．しっかりした施設であった．幸い私が勤務していた間には大きな感染症はなかったが，今回，新型コロナの現状をみて次のような結論に至った．

　高齢者施設などはなるべく小さくし，全員にバス（せめてシャワー）・トイレ付きの個室に入所してもらい（夫婦は希望により2人室），可能であれば空き室も用意しておく．普段は看護師さんや介護士さんの指導の下，少しでも心身を動かすため好きな仕事（花壇・畑仕事なども）をし，状況により少しのペット（毛がほとんど抜けない種類の犬など）も可とする：画一的・受動的でなく，個人に応じたアットホームな対応が理想である．薬を浴びるほど飲んでいる方も多い．高齢者を中心に診る医師（老人科医）を育て，定期的かつ必要に応じて往診して頂き，専門医も紹介して頂くが，平時の薬はその老人科医の判断でなるべく5錠（種類）以下にする．新型コロナのような酷い感染症が起きてもなるべく大病院へ入院させずに，老人科医の指示のもと個室で感染対策を施行し，点滴（水分と栄養の補給），酸素吸入といくつかの薬などで治療を試み，家族との対面や交流もそれなりに可とする．常勤の職員だけでは対処できないことも多いと思われるので，各自治体で日頃からそのような場合を想定して，2種指定病院や医師会等と相談し応援体制を整えておく．

　これが筆者の最終案だが，いかがだろうか？　さらに，国際交流の活発化に

より，日本にはない恐ろしい熱帯病や1類感染症，健康人にも感染する原発性深在性真菌症などの病気が国内に侵入してくる可能性はある．これらを想定し，具体的な対処法も考慮しておく必要もあろう．「備えあれば憂いなし＆後悔先に立たず」である．

おわりに

　ここまで読んで頂いて，病原微生物の世界が見えてきたでしょうか．

　同じ微生物でも細菌とウイルスは全く異なるもので，また，個々の細菌やウイルス同士でも，似たところもあれば，大いに異なる点もあります．それらの特徴を理解すれば対策も考えられます．しかし，微生物は変異が速いし，また，私たち宿主側の要因（健康状態の他，免疫反応を含む遺伝的な体質）や環境因子も絡むので単純にいかないことも多いので，少しずつ解決していくしかありません．微生物も何とかして生きて，子孫を増やそうとしているのです．

　私自身はボツリヌス菌を研究していましたが，「菌はどうしてあのような強力な毒素を産生するのですか」とよく質問されました．もちろん正解は分かりませんが，この菌は嫌気性菌であり，生きているよりも死んだ動物で増えやすいので，「殺したいのだと思います」と答えていました．下痢を起こす菌も，便と一緒に新しい世界に出て，次の感染者を狙っているのです．しかし，相手を完全に滅ぼしては自分たちも困るし，また，私たち宿主側も様々な対抗策を考えるので，最後は共生する状態になることが多いのです．両者で知恵比べをしているようなものかもしれません．

　ヴァイロセロ説でウイルスのよさについても述べましたが，細菌には多彩な役者が揃っていて，かつ，増殖が早いので利用しやすいのです．発酵現象や抗生物質の産生，正常細菌叢の利点などは有名ですが，さらには古細菌というすばらしい菌もいます．酸やアルカリ，超高温や超高圧にも強いので，これらの菌が保有する酵素は，そのような条件下でも機能できる，宝物ともいえるもので，様々な応用が考えられます．石油による海洋汚染も，石油を食べる菌がいるので最終的には菌が始末してくれます．ガンの臭いが分かる寄生虫による診断法も開発中です．今回は病原微生物のみを取り上げましたが，世の中には有用な菌がはるかに多く存在するので，"バイキン"として忌み嫌わず，困った時には微生物の利用も考えて頂きたいものです．

　序文で記載しましたように，本書では"科学"のみでなく，私の考えや産業医としての意見も少し述べました．このため，専門である細菌学だけでなく，

免疫学やウイルス学などもについても，一人で執筆しました．これは無謀なことであり，幾つかの誤りがあるかも知れません．読者からは，これらの点や改良点などをご指摘頂ければありがたく思います．新型コロナに関しては，情報が多く，脱稿後にいくつか追加しました．このような状況にもかかわらず，この原稿を引き受けて頂いたあっぷる出版社の渡辺氏に心より深謝致し，筆をおくことにします．

巻末資料

感染症法における類型の対象疾患 (2020年10月14日), 性格, 主な対応・措置

類型	対象疾患	性格	主な対応・措置
1類感染症 (7疾患)	エボラ出血熱, クリミア・コンゴ出血熱, 痘瘡, 南米出血熱(アレナウイルス感染症), ペスト, マールブルグ病, ラッサ熱	危険性がきわめて高い 国内に常在しない	全ての人に入院勧告
2類感染症 (7疾患)	急性灰白髄炎, 結核, ジフテリア, 重症急性呼吸器症候群 (SARS), 中東呼吸器症候群 (MERS), 鳥インフルエンザ(H5N1), 鳥インフルエンザ(H7N9)(注1)	危険性が高い 社会に拡散する可能性がある	患者は入院勧告. 疾患によって, 疑似症にも入院勧告
3類感染症 (5疾患)	コレラ, 細菌性赤痢, 腸管出血性大腸菌感染症, 腸チフス, パラチフス	集団発生の可能性がある	入院は求めないが特定業務への就業制限
4類感染症 (44疾患)	2に記載	動物や物を介して感染	動物の措置を含む消毒等の対物措置が必要
5類感染症 (49疾患)	3に記載	1~4類以外で国民生活に影響を与えるもの	届け出により情報収集を行うこと
新型インフルエンザ等感染症	新型インフルエンザ	新たにヒトからヒトに伝染する能力を有することとなったウイルスを病原体とするインフルエンザ	1類感染症に準じる
	再興型インフルエンザ	かつて世界的規模で流行し, その後長期間流行していないインフルエンザ(厚生労働大臣が定める)が再興したもので, 全国的かつ急速なまん延により国民の生命および健康に重大な影響を与えるおそれがあるもの	
指定感染症	新型コロナウイルス感染症(注2) 感染症法6条8項 1年間に限定して指定	すでに知られている感染性の疾病(上記を除く.)で, 当該疾病のまん延により国民の生命および健康に重大な影響を与えるおそれがあるもの	1~3類感染症に準じた入院対応や対物措置(政令で定める)
新感染症	都道府県知事が厚生労働大臣の指導・助言を得て個別に応急対応する感染症	ヒトからヒトに伝染する疾病で, すでに知られている感染性の疾病とその病状または治療の結果が明らかに異なるもので, 当該疾病にかかった場合の病状の程度が重篤で, かつ, 当該疾病のまん延により国民の生命および健康に重大な影響を与えるおそれがあるもの	1類感染症に準じる

注1:インフルエンザAウイルスで新型インフルエンザ等感染症の病原体に変異するおそれが高いものの血清亜型として政令で定める.
注2:2020年2月1日に指定感染症に分類された. 2021年2月からはより対策を強化するため, 「新型インフルエンザ等感染症」となった.

4種感染症の種類（2020年10月14日）

E型肝炎，ウエストナイル熱，A型肝炎，エキノコックス症，黄熱，オウム病，オムスク出血熱，回帰熱，キャサヌル森林病，Q熱，狂犬病，コクシジオイデス症，サル痘，ジカウイルス感染症，重症熱性血小板減少症候群（病原体がSFTSウイルスであるものに限る.），腎症候性出血熱，西部ウマ脳炎，ダニ媒介脳炎，炭疽，チクングニア熱，つつが虫病，デング熱，東部ウマ脳炎，鳥インフルエンザ（鳥インフルエンザ[H5N1およびH7N9]を除く），ニパウイルス感染症，日本紅斑熱，日本脳炎，ハンタウイルス肺症候群，Bウイルス病，鼻疽，ブルセラ症，ベネズエラウマ脳炎，ヘンドラウイルス感染症，発しんチフス，ボツリヌス症，マラリア，野兎病，ライム病，リッサウイルス感染症，リフトバレー熱，類鼻疽，レジオネラ症，レプトスピラ症，ロッキー山紅斑熱

すでに知られている感染性の疾病であって，動物またはその死体，飲食物，衣類，寝具その他の物件を介してヒトに感染し，前各号に掲げるものと同程度に国民の健康に影響を与えるおそれがあるものとして政令で定めるもの.

5種感染症の種類と全数・定点把握対象疾患（2020年10月14日）

全数把握の対象疾患 （24疾患）（注）	アメーバ赤痢，ウイルス性肝炎（E型肝炎およびA型肝炎を除く），カルバペネム耐性腸内細菌科細菌感染症，急性弛緩性麻痺（急性灰白髄炎を除く），急性脳炎（ウエストナイル脳炎，西部ウマ脳炎，ダニ媒介脳炎，東部ウマ脳炎，日本脳炎，ベネズエラウマ脳炎およびリフトバレー熱を除く），クリプトスポリジウム症，クロイツフェルト・ヤコブ病，劇症型溶血性レンサ球菌感染症，後天性免疫不全症候群，ジアルジア症，侵襲性インフルエンザ菌感染症，侵襲性髄膜炎菌感染症，侵襲性肺炎球菌感染症，水痘（入院例に限る），先天性風しん症候群，梅毒，播種性クリプトコックス症，破傷風，バンコマイシン耐性黄色ブドウ球菌感染症，バンコマイシン耐性腸球菌感染症，百日咳，風しん，麻しん，薬剤耐性アシネトバクター感染症
定点把握の対象疾患 （25疾患）	RSウイルス感染症，咽頭結膜熱，A群溶血性レンサ球菌咽頭炎，感染性胃腸炎，水痘，手足口病，伝染性紅斑，突発性発疹，ヘルパンギーナ，流行性耳下腺炎，インフルエンザ（鳥インフルエンザおよび新型インフルエンザ等感染症を除く），急性出血性結膜炎，流行性角結膜炎，性器クラミジア感染症，性器ヘルペスウイルス感染症，尖圭コンジローマ，淋菌感染症，感染性胃腸炎（病原体がロタウイルスであるものに限る），クラミジア肺炎（オウム病を除く），細菌性髄膜炎（髄膜炎菌，肺炎球菌，インフルエンザ菌を原因として同定された場合を除く），マイコプラズマ肺炎，無菌性髄膜炎，ペニシリン耐性肺炎球菌感染症，メチシリン耐性黄色ブドウ球菌感染症，薬剤耐性緑膿菌感染症

注：侵襲性髄膜炎菌感染症，風しんおよび麻しんはただちに，その他の感染症は7日以内に届出をする.
　　なお，5類以外の，1～4類などの疾患は直ちに届け出が必要である.

病原体等の管理　　　　　　　　　　　（2015年4月）

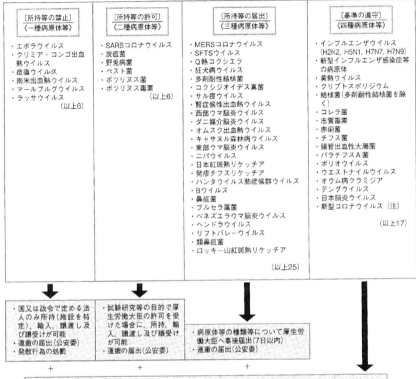

<table>
</table>

・病原体等に応じた施設基準，保管，使用，運搬，滅菌等の基準（厚生労働省令）の遵守
・厚生労働大臣等による報告徴収，立入検査　・厚生労働大臣による改善命令　・改善命令違反等に対する罰則

注：2020年3月27日に四種病原体等に追加された．

定期A類予防接種の推奨スケジュール（1歳以下を中心にして）

ワクチン	生直後	6週	2ヵ月	3ヵ月	4ヵ月	5ヵ月	6ヵ月	7ヵ月	8ヵ月	9ヵ月〜11ヵ月
インフルエンザ菌(Hib) 定期,成分			①	②	③	→ その後,7ヵ月以降に4回目を				
小児用肺炎球菌 定期,成分			①	②	③	→ その後,60日後以上あけ,かつ,1歳から4回目を				
B型肝炎 定期,成分			①	②					③	
ロタウイルス** 1価 定期,生(経口)			①	②		※生後24週まで				
5価			①	②	③	※生後32週まで				
4種混合**				①	②	③			その後,約1年後に4回目を	
BCG 定期,生							①			

*効果は両者で差がないとの報告

■ 定期接種の推奨期間　□ 定期接種の接種可能な期間
（ワクチン.net を一部改変）

**ジフテリア,百日咳,破傷風,不活化ポリオ（DPT-IPV）の4種

定期A類にはこの他,1歳以上で接種するMR(麻疹・風疹),水痘,日本脳炎,パピローマ（子宮頸癌）がある.

その他の定期ワクチン

	対象疾患	微生物	ワクチン	接種時期,対象者など
定期A類疾患予防接種	麻疹・風疹（MR）	ウイルス	生	I期　生後12〜24ヶ月で1回 II期　5〜7歳で1回
	水痘	ウイルス	生	I期　生後12〜15ヶ月 初回後,6〜12ヶ月を開けて追加接種を
	日本脳炎	ウイルス	不活化	基礎免疫は3〜4歳で2回(6〜28日の間隔),その後,1年ほどで1回 追加免疫は9〜10歳で1回
	パピローマ	ウイルス	成分*（VLP）	12〜13歳（女子）の間に3回接種.
定期B類	インフルエンザ	ウイルス	成分（HA）	65歳以上の者,および60〜64歳で心,腎,肺の機能障害,およびAIDSで機能障害を持つ人.　毎年1回
	肺炎球菌感染症	細菌	成分**（莢膜）	65, 70, 75, 80, 85, 90, 95, 100歳の者,および65歳未満で心,腎,肺の機能障害,およびAIDSで機能障害を持つ人.該当時1回

*virus-like particleで,2,4,9価の製品あり,前二者が定期用.4,9価は尖形コンジローマも予防出来る.9価の女子への,および4価の男子への接種は任意接種である.

**大人用は23価の莢膜多糖体のみであるが,小児用は7価の莢膜多糖体をタンパク質に結合させたものである.

任意予防接種の種類（代表的なもの）

(2020年10月)

対象疾病	微生物	ワクチン	接種対象者，接種時期，接種回数など
インフルエンザ	ウイルス	サブユニットワクチン	定期接種（B類疾病）の対象者以外の者
A型肝炎	ウイルス	不活化ワクチン	発展途上国に中・長期（1ヵ月以上）滞在する者，特に40歳以下の者，2〜4週間隔で2回接種し，24週後に3回目を接種する．
おたふくかぜ	ウイルス	生ワクチン	1歳以上の未罹患者，1回接種する．
黄熱	ウイルス	生ワクチン	感染リスクのある地域（中央アフリカ，中南米）に渡航する者，動物研究者，海外の動物に接触することが多い者
狂犬病	ウイルス	不活化ワクチン	イヌやキツネ，コウモリなどの多い地域へ渡航する者，奥地・秘境などへの渡航で，すぐに医療機関にかかることができない者，4週間隔で2回接種し，さらに6〜12ヵ月後に3回目を接種する．3回のワクチン接種後，6ヵ月以内に咬まれた場合には0日（咬まれた日），3日の2回の接種が必要．6ヵ月経過後に咬まれた場合には0日，3日，7日，14日，30日，90日の6回のワクチン接種が必要である．
帯状疱疹	ウイルス	生ワクチン（水痘ワクチン）	50歳以上，1回皮下接種
		不活化ワクチン	0.5 mlを2ヵ月間隔で2回筋肉内に接種

著者略歴

小熊惠二（おぐま けいじ）

1946年生まれ. 北海道大学医学部卒. 医学博士.
米ウィスコンシン大学留学. 北海道大学医学部細菌学講座講師, 札幌医科大学微生物学講座教授, 岡山大学医学部細菌学講座教授, 同医学部長, 同国際センター長を歴任. 現在, 国立病院機構函館病院臨床検査科長. 産業医. 日本細菌学会名誉会員, 日本ヘリコバクター学会名誉会員, 岡山大学名誉教授.
〈受賞歴〉
・ボツリヌス菌に関するもの
北海道大学医学部高桑栄松奨励賞
北海道知事賞・北海道医師会賞
黒屋奨学賞（日本細菌学会）
浅川賞（日本細菌学会）
・ピロリ菌に関するもの
第6回日中韓ヘリコバクター合同会議「Distinguished Poster Award」
日本ヘリコバクター学会からの学会賞

その他, 多数の財団からの「研究費助成（奨励）金」を受賞.

病原微生物の世界

2022年12月20日　初版第1刷発行

著　者　小熊惠二

発行者　渡辺弘一郎

発行所　株式会社あっぷる出版社
　　　　〒101-0065 東京都千代田区西神田2-7-6
　　　　TEL 03-6261-1236　FAX 03-6261-1286
　　　　http://applepublishing.co.jp/

装　幀　クリエイティブ・コンセプト

組　版　Katzen House　西田久美

印　刷　モリモト印刷